마흔, 달라진 몸을
되돌릴 때

나이가 들어도 젊어 보이는 사람은
무엇이 다른가

마흔,
달라진 몸을
되돌릴 때

정이안 지음

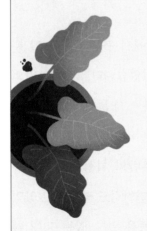

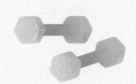

더 퀘스트

나이가 들어도 젊어 보이는 사람은 무엇이 다른가

저를 찾아오는 사람은 대부분 특정한 질환을 치료하려고 하기보다는 예전 같지 않은 몸을 되돌리고 싶어합니다. 원인을 알 수 없는 통증 때문에 일상에서 불편함을 겪는 사람, 나이가 들수록 소화력이 떨어져 먹고 싶은 대로 먹지 못하는 사람, 갱년기증후군과 함께 다한증으로 고생하는 사람 등입니다.

이런 사람들은 자신의 일상생활에서 불편함을 느낄 뿐 아니라 삶의 질이 점점 떨어지고 있었습니다. 40대 중반의 한 여성은 원인을 알 수 없는 만성통증 때문에 잠을 제대로 자지 못하고 직장생활에 집중하기 어려워했습니다. 나이가 들수록 소화력이 떨어지는 30대 후반의 여성은 영양소를 골고루 갖춘 식사를 하기 어려워서 면역력도 약해지고 있었습니다. 갱년기증후군과 함께 다한증을 앓고 있는 50대 여성은 땀이 너무 많이 나서 사람을 만나기를 피하게 되고 인간관계가 좁아지다 못해 우울감까지 느끼고 있었습니다.

건강이 삶의 질을 결정한다는 것은 30년 동안 진료하면서 깨달은 변하지 않는 진실이었습니다. 나이가 들수록 몸이 점점 달라지는 것이 자연스러운 현상이라고 한다면 인생 후반기에 겪어야 하는 고통은 피할 수 없는 것일까요?

나이가 들어서 아픈 것이 아니다

서른네 살의 K는 대학교를 다닐 때부터 시작된 소화불량으로 지금도 고생하고 있다며 저를 찾아왔습니다. 진찰한 결과 단순한 소화불량이 아니었습니다. 소화불량에 메스꺼움, 복통, 생리불순, 피부 가려움, 만성피로, 만성두통 등 너무나 많은 증상을 한꺼번에 겪고 있었습니다. 저는 물었습니다. "식사는 주로 어떻게 하나요?" 혼자 원룸에서 생활하다 보니 요리하기도 쉽지 않아 편의점 간편식으로 끼니를 때우고 있다는 답변이 돌아왔습니다. 그 밖에도 K는 불규칙한 수면과 식습관, 운동 부족, 현재 상황이 주는 스트레스 등으로 그 나이대가 으레 누릴 법한 건강은 잃어버린 상태였습니다.

반면에 일흔 살의 L은 왜 저를 찾아왔는지 의아했습니다. 그 나이대로 보이지 않을 정도로 젊어 보일뿐더러 오히려 제가 비결을 묻고 싶을 정도로 건강상태가 전반적으로 훌륭했으니까요. 아니나 다를까, L은 저를 찾아온 증상도 금세 치료하고 다른 환자들보다 빠르게 건강상태를 회복했습니다.

무엇이 이 둘의 차이를 만들었을까요? 바로 '건강한 습관'입니다. 잘 먹고 잘 자고 잘 움직이고 적정 체온을 유지하기 위한 기본 습관이 나이를 이기는 몸을 만들어낸 것입니다.

오랫동안 사업가, 오피니언 리더, 연예인 등 다양한 분야에서 성공한 사람들을 만났지만 건강한 습관이 중요하다는 생각은 바뀌지 않았습니다. 아무리 돈이 많고 도와줄 사람이 많아도 본인이 이러한 습관을 지키지 못한다면 악화된 건강은 되돌리기 어렵습니다. 30대의 K 역시 지금은 소화불량과 두통, 피로, 피부 가려움 등의 증상을 겪고 있지만 시간이 지날수록 이러한 몸 상태를 회복하지 못하고 그대로 나이를 먹는다면 많은 약을 먹고 병원을 드나들면서 인생의 후반기를 보낼 수밖에 없어 보였습니다.

마흔의 건강이 인생을 결정한다

스탠퍼드대학교 신경과학자 토니 와이스코레이Tony Wyss-Coray 교수는 인간이 80년 이상을 산다고 할 때 사람은 만 서른네 살, 만 예순 살, 만 일흔여덟 살에 급속하게 늙는다고 했습니다. 서른네 살에 이르면 노화와 관련된 단백질 수치가 갑자기 높아지는데, 이때 체중이 늘고 당뇨, 고혈압, 고지혈증 등의 대사질환의 발병률을 높이는 단백질이 많이 발현됩니다. 남성, 여성 모두 마흔 살에 다가갈수록 근육량이 빠지며 소화력이 떨어지는 것이 그 증거입니다. 한의학에서도 마흔부터는 오장육부의 본격적인 노화가 시작된다고 봅니다.

특히 여성의 경우, 30대는 생애주기 특성상 결혼, 임신, 출산이 건강에 변수가 되는 시기입니다. 여기에 호르몬 분비가 점차 감소되면서 오는 신체적, 정신적 변화까지 더해지니 면역력이 떨어지고 몸의 체내 균형이 깨지는 것은 당연합니다. 이때 몸이 나빠지는 관성을 내버려둔 채 완경기로 이행되는 40대를 맞이한다면 호르몬 분비가 더욱더 빠르게 줄어들기 시작하면서 골다공증과 심혈관질환에 걸릴 위험이 높아지고 관절의 통증과 염증이 쉽게 발생하며 감정

의 기복이 심해져서 불안하고 우울하며 건강에 대한 자신감
이 떨어집니다. 이전에는 전혀 신경 쓰지 않았던 혈압, 혈당,
골다공증, 노화, 탈모, 질염, 방광염, 각종 관절염, 피부병,
심혈관질환 등의 증상이 하나씩 몰려오면서 신체적으로 불
편한 것은 물론이고 심리적으로도 상당히 위축됩니다.

작은 글씨가 안 보이기 시작하나요? 계단을 올라갈 때 한
번에 올라가지 못하나요? 밀가루나 자극적인 음식을 먹으
면 소화가 안되서 더부룩하거나 소화제를 먹는 일이 잦나
요? 예전과 달라진 몸의 신호를 살펴보세요. 이러한 몸의 변
화를 주의 깊게 살피지 않고 평균 수명이 늘어났다는 기사
와 점점 발달하는 의료 수준만 믿으며 40대를 보낸다면 온
몸이 아프고 힘든 인생 후반기를 맞게 될 것입니다.

습관을 처방하는 한의사의 건강 수업

노화가 자연스럽게 나이 들어감을 의미하는 '익어가는 과
정'이라면, 노쇠는 병리적으로 나이 들어감을 의미하는 '상
해가는 과정'입니다. 여기서 노쇠는 이유 없이 체중이 1년
에 4~5킬로그램 정도 감소하거나 기력을 차릴 수 없이 기진

맥진해서 에너지가 바닥난 상태, 근육이 빠져나가 보행속도가 현저히 느려지거나 영양상태가 극도로 악화되는 등 신체기능이 비정상적으로 노화하는 과정을 의미합니다. 정신적으로도 우울, 고립감, 인지장애, 치매 등의 병리적인 문제가 발생해 다른 사람의 돌봄을 받아야 하는 상태를 말합니다. 최근에 노화가 질병으로 분류되고 세계적으로 항노화에 대한 연구가 오래전부터 이뤄지고 있는 이유는 노쇠가 이제 개인의 문제가 아니라 막대한 사회적 비용이 드는 문제라는 인식이 생겨났기 때문입니다.

한의학에서는 노화, 갱년기 등의 변화는 물론이고 태어나고 자라고 늙고 죽는 생로사 과정을 자연의 순리로 인정하되 건강하게 오래 사는 것을 추구합니다. 한의학의 처방은 질병치료 측면뿐 아니라 예방의학적인 면에서도 우수합니다. 인간의 생명력을 향상시키는 치료가 근간이 되기 때문인데요, 그런 점에서 예로부터 한의학에는 노화를 지연시키기 위한 침 치료나 한약 처방이 다양하게 발달했습니다. 이로써 노쇠한 오장육부의 기능을 향상하고 내분비대사와 호르몬 분비가 원활히 이루어지도록 도우며 뼈와 관절을 강화하고 면역력을 튼튼히 하며 피부 재생력이나 피부 탄력을 유지하도록 돕고 있습니다.

무엇보다 저는 한의학적 관점에서 늘 건강을 유지하기 위한 다양한 조언을 하고 있습니다. 언제 어디에서든 건강을 지키며 살기 위해 실생활에서도 실천할 수 있는 방법을 제시하려고 합니다.

저를 찾아오는 사람은 대부분 젊을 때는 건강의 소중함을 미처 몰랐다가, 나이가 들어 건강에 문제가 생기고 삶의 질이 떨어져서 사는 것이 너무 힘들다고 이야기합니다. 건강이 삶의 질을 좌우한다는 말은 너무 뻔하지만, 이만한 진리도 또 없습니다. 후회하는 인생 후반기가 아니라 후회 없는 인생 후반기를 보내고 싶다면, 지금 우리는 달라진 몸을 되돌려야 합니다. 지금이 건강을 챙기기에 가장 빠른 때입니다.

광화문 진료실에서
정이안

차 례

1 | 마흔,
삶의 질을 높이는 건강 원칙

4 | 신神 – 마흔부터 느리게, 일흔에도 나답게

1

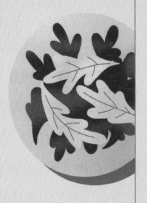

마흔,
삶의 질을 높이는
건강 원칙

건강한 노화가 필수인 시대에
어떻게 미래를 준비해야 할까요?
3040 여성은 지금 10년의 노력이
남은 인생을 좌우할 것입니다.

1.
몸이 예전과 달라졌다고
느끼는 순간

과거에는 노화를 어쩔 수 없이 받아들여야 하는 자연적인 현상으로 여겼다면 최근에는 진행 속도를 늦출 수 있는 질병, 치료의 대상으로 보는 방향으로 인식이 크게 바뀌었습니다. 2018년 6월, 세계보건기구World Health Organization, WHO가 노화를 질병으로 분류하면서 의약학 분야에서 관련 연구가 빠르게 이뤄지고 있습니다. 대중의 관심도 높아지면서 노화는 여러 산업 분야의 주요 관심사로 자리 잡았습니다. 수명이 길어지는 만큼 노후를 어떻게 보내야 하는지 고민하다 보니 삶의 질과 수명 연장 그리고 항노화에 주목하는 것은 당연한 일이 아닐까 싶습니다.

항노화 더 나아가서는 역노화를 꿈꾸는 사람이 많지만 대개 20세부터 시작되는 생물학적 노화는 피할 수 없는 일입니다. 그 방향을 거스를 수는 없으니 속도를 조절하는 것이 관건이라는 연구자들의 의견이 지배적입니다. 그런데 시간이 흐르면서 신체기능과 생명력, 생식능력이 점진적으로 감소하고 결국 죽음에 이르는 생물학적인 현상을 어떻게 지연시킨다는 걸까요?

예전과 달라진 몸은 어떤 신호를 보내는가

한의학에서는 신체 내 수분과 점액 그리고 영양분과 면역물질들을 '진액津液'이라고 합니다. 노화로 인해 몸 안의 수분이 빠지면 세포 속에 머물고 있던 점액이 줄어들어 몸이 건조해지고 쭈글쭈글해지는 현상을 진액이 고갈했다고 합니다. 진액 고갈은 생물학적 노화를 빠르게 촉진시키는 중요한 요인입니다. 정精, 기氣, 신神의 균형이 무너지면 진액이 고갈하는 속도가 빨라집니다.

《동의보감東醫寶鑑》 1권 〈내경內景〉 편에서는 인간의 생명을 이루는 요소를 정, 기, 신 세 가지로 나눕니다. '정'은 구조적인 몸, '기'는 몸과 정신 사이에서 생명을 유지하는 에너지와 마음, 감정, '신'은 정신, 영혼, 초자아를 말합니다. 사람을 촛불에 비유하면 양초는 정, 촛불은 기, 빛은 신에 해당합니다.

이 중에서 정이 망가지면 여러 가지 육체적인 통증이 생기는 것은 물론이고, 여성의 경우 월경통, 무월경, 갱년기증후군의 신체적 증상들과 관절통, 자궁질환 등을 겪습니다. 기가 망가지면 상열^{上熱}, 시린 몸, 냉증^{冷症}, 스트레스성 위장병, 과민성대장증후군irritable bowel syndrome, 화병^{火病}, 무기력, 만성피로, 갱년기증후군의 정서적 증상들 그리고 다양한 신체화장애somatization disorder(정신적 스트레스나 감정적 어려움이 신체 증상으로 나타나는 현상)가 생깁니다. 신이 망가지면 우울증, 불면증, 공황장애 등의 정신적 증상들이 나타납니다. 이 세 가지는 서로에게 영향을 주는데, 정, 기, 신 중에 단 하나라도 부족하거나 넘치면 문제가 생깁니다. 이런 증상들은 대부분 각종 검사를 해도 원인을 명확하게 밝힐 수 없습니다.

이와 같이 증상이 있어도 검사 결과에 이상이 없다면 한의학적으로는 정, 기, 신의 균형이 깨져 있다고 봅니다. 그러므로 이 세 가지 요인의 균형을 회복하기 위한 약을 처방하고 침 치료를 병행합니다. 예를 들어 완경^{完經} 이후에 여성호르몬이 분비되지 않아서 나타나는 다양한 갱년기증후군은 생물학적 노화 현상이지만, 이로 인해 불편함이 심해질 경우 진액을 보충하는 처방을 합니다.

그런데 여러 검사에서 신체적 이상을 찾지 못했는데 어떻게 치료할 수 있을까요? 한의학에서 정, 기, 신의 균형을 회복하는 것은 서양의학의 논리로 자율신경계를 회복하는 것과 마찬가지입니다. 자율신경실조증autonomic imbalance은 교감신경과 부교감신경에 이상이 생기면서 내분비기관, 심혈관계, 호흡기, 소화기, 비뇨생식기, 체온조절, 통증조절 등 신체 전반의 항상성에 이상이 생기는 증후군입니다. 곧 자율신경계가 제대로 조절되지 않는 증후군인 셈입니다. 대표적인 증상으로는 스트레스로 시작되는 마음의 병이 몸의 병으로 나타나, 온몸 여기저기가 아픈 만성통증이 있습니다. 이 때문에 에너지는 바닥나고 정신적으로도 피폐해져서 우울증, 불면증, 무기력증, 공황장애 등을 겪습니다.

세상에 불과 물, 낮과 밤, 음과 양이 있듯이, 인체에도 서로 반대 작용을 하는 두 가지 자율신경인 교감신경과 부교감신경이 있습니다. 자동차의 액셀만 밟으면 속도를 제어하지 못해 사고가 나고 반대로 브레이크만 밟으면 차가 움직이지 않습니다. 마찬가지로 인체 역시 교감신경과 부교감신경이 적절하게 작용해야만 생명 활동을 적절히 유지할 수 있기 때문에, 자율신경은 인체의 컨트롤타워입니다. 그래서 자율신경계의 균형을 잘 관리하면 흔히 이야기하는 '속 건강'이 좋아집니다. 잠자고 있던 세포가 하나하나 활성화되고 심신은 안정되며, 스트레스도 관리하기 쉬워지니 결과적으로는 천천히 늙어갈 수 있습니다.

제가 오랫동안 자율신경실조증을 치료해오는 동안 과거에 비해 증상이 엄청나게 다양해졌고 중증도가 심한 환자도 많아졌으며 환자의 연령대가 다양해졌습니다. 특히 예전에는 화병이나, 갱년기증후군 정도로만 여기던 가슴 답답함, 어지럼증, 상열감, 수족냉증, 시린 몸, 전신냉증, 심장 두근거림, 불면증, 온몸의 이름 모를 통증 등을 겪는 젊은 여성이 많아졌습니다. 원래는 나이가 들면서 정, 기, 신의 균형이 무너져서 생기는 자율신경실조증이 젊은 세대에게서 나타나는 것입니다.

현대인, 특히 여성의 외모는 예전보다 점점 더 젊어지고 있습니다. 외모에 돈과 시간을 투자하는 사람이 늘어나고, 의학의 발달로 신체의 구조적 측면을 젊어 보이게 만드는 시술이 계속 발전하고 있으니까요. 그러나 사람들의 기와 신은 오히려 더 약해져서, 정신과 약물에 의존하는 사람은 더 많아졌습니다. 이처럼 정, 기, 신의 조화가 빠르게 무너지고 있으니 자율신경계가 불안한 환자가 급속히 늘어나는 것은 어찌 보면 당연한 일이라고 생각합니다.

몸을 되돌리기 위한 근본적인 노력

노화를 지연시키기 위해 개발되고 판매되는 대부분의 제품
은 노화를 거스르는 것이 아니라 노화의 속도를 조절하는
것입니다. 이러한 제품들은 관련 임상연구가 아직 부족하고
확인되지 않은 부작용이 발생할 수도 있으며, 비용이 많이
드는 것이 현실입니다. 결국 노화를 지연시키고 싶다면 우
리 스스로의 노력이 필요한 셈입니다.

그렇다면 어떤 노력을 해야 할까요? 많은 사람이 눈이 안
좋으면 루테인lutein, 장이 안 좋으면 유산균 등 영양제를 챙
겨먹거나 몸에 좋다는 슈퍼푸드 등을 먹고 더 나아가서는
젊어 보이기 위한 시술을 받습니다. 안타깝지만 이렇게 노
력하는 것은 달라진 몸을 되돌리지 못할뿐더러 나이 드는
속도를 근본적으로 늦추지 못합니다. 자율신경실조증 관점
에서 보자면, '정'을 다스리기 위해 통증을 가라앉히는 진통
제를 먹거나, '신'을 다스리기 위해 안정제 같은 약물치료나
상담치료를 받아 증상이 호전된다고 해서 완전히 나은 것은

아니라는 뜻입니다.

그래서 자율신경실조증을 치료할 때는 신체(정)를 튼튼히 하는 보약을 처방합니다. 공진단, 산삼, 녹용, 황기, 인삼 등의 보약재들을 활용하고 규칙적인 운동으로 신체를 튼튼히 하며 생체리듬을 바로잡도록 합니다. 그리고 마음, 감정, 에너지(기)를 단단히 잡아주는 한약을 처방하고 약침을 시술하며 식단도 처방합니다. 마지막으로 영혼, 정신(신)을 바로잡는 한약을 처방하고 습관을 교정하도록 안내하며 필요하다면 정신건강 전문의의 진료를 받는 것을 권합니다.

결국 세 가지가 모여 인체를 이루기 때문에 한 가지만 치료해서는 안 됩니다. 몸이 아픈 것은 마음의 병이 깊다는 뜻이고, 몸이 빨리 늙는 것은 마음이 이미 많이 늙었다는 뜻이기도 합니다. 몸이 아프다면 마음의 병을 먼저 살펴야 하고, 노화를 늦추기 위해서는 마음의 활력을 먼저 돌아봐야 합니다. 정, 기, 신이 제대로 회복할 수 있도록 습관을 바로잡고 심신을 수양해야 달라진 몸을 건강하게 되돌릴 수 있습니다.

2.
건강의 분기점,
마흔을 챙겨라

A는 대형 병원에서 삼교대로 근무하는 간호사였습니다. 업무시간이 불규칙하다 보니 생활습관이 깨지고 식습관도 엉망이었습니다. 게다가 과도한 업무 스트레스로 원인을 알 수 없는 가슴통증과 만성피로가 점점 심해져 저를 찾아왔습니다. 그때가 그녀의 나이 서른다섯에 불과했습니다.

이는 A에게만 해당하는 이야기가 아닙니다. 현재 한국의 3040 여성은 생애에서 가장 바쁜 시기를 보내면서도 자신을 잘 돌보지 않아 건강이 쉽게 무너지고 있습니다. 시간에 쫓기며 생활하다 보면 스트레스에 민감해지고 호흡이 빨라지며 온몸에 순환장애가 일어나면서 교감신경이 항진됩니다. 당연히 체력과 면역력이 떨어질 뿐 아니라 염증에 취약해져 질염, 방광염, 비염, 기관지염, 피부염, 대상포진 등에 걸리기 쉽습니다. 이런 질병들은 삶의 질을 형편없이 떨어뜨리지요. 유방암, 난소암, 자궁경부암 환자 수 역시 과거에 비해 엄청 늘어났습니다. 제 진료실에 찾아오는 3040 여성 중 이런 질환 때문에 수술이나 항암치료를 받았다는 사람도 많습니다. 병에 걸리지 않아도 30~40대에 건강을 돌보지 않으면서 자기도 모르게 건강이 무너져버려 미래의 삶의 질까지 저당잡히곤 합니다.

건강 사각지대에 있는 여성들

3040 여성 대부분은 임신, 출산, 육아, 가사, 직장생활을 병행하면서 고된 시기를 보내고 있습니다. 시대가 변했어도 육아를 오롯이 혼자 담당하는 아내가 여전히 많습니다. 워킹맘은 가정과 일 어느 하나도 소홀히 할 수 없기 때문에 바쁘게 직장생활을 하면서도 집안 대소사를 챙기고 아이들과 가족을 돌보면서 정작 자신은 건강검진도 제때 받지 못합니다. 전업주부 역시 육아를 위해 직장을 그만두었지만 여유를 누리지는 못한 채로 육아 스트레스에 짓눌려 직장에 다니는 여성들보다 더 우울하거나 감정변화의 폭이 크다는 연구 결과가 있습니다.* 아무래도 사회적으로 육아와 가사를

노동으로 인정하지 않는 분위기와 매일 반복되는 단조로운 일상, 지인이나 예전 직장동료의 모습과 경력이 단절된 자신의 모습을 비교하며 생기는 불안 때문일 것입니다. 전업주부든 직장 여성이든 이런 여러 가지 사정으로 자신의 건강을 관리하지 않거나 문제가 있어도 제대로 돌아볼 여유를 갖지 못하고 살다 보니, 수많은 3040 여성이 건강 사각지대에 놓여 있습니다.

미혼 여성이나 1인 가구의 여성도 크게 다르지 않습니다. 대부분 바쁜 직장생활로 인해 피로감이 쌓인 상태로 쉬는 날에도 유튜브, OTT 등의 자극원에 끊임없이 노출된 채 의미 없이 누워서 보내는 시간이 많습니다. WHO는 성인에 대해 일주일에 150분 이상의 중강도 신체활동 또는 75분 이상의 고강도 신체활동을 권장하는데, 한국인의 실천율은 2021년 기준 47.9퍼센트에 불과합니다. 전 세계 평균 실천율 72퍼센트와 굉장히 비교되는 수치입니다.[**] 식습관도 문제입니다. 운동은 하지 않으면서 각종 첨가물이 들어간 고칼로리 간편식과 맵고 짜고 단 맛에 입맛이 길들여져 건강한 채

*   임현주, 〈어머니의 취업유형에 따른 영아의 기질, 어머니의 심리적 특성, 양육방식의 차이 연구〉, 《육아정책연구》 제7권 제2호, 육아정책연구소, 2013. 12.
**   보건복지부·한국건강증진개발원, 《한국인을 위한 신체활동 지침서》, 2023. 3.

소와 제철음식의 맛을 느끼지 못합니다. 건강을 챙긴다는 명분 아래 극심한 다이어트와 영양분의 균형이 잡히지 않은 식사를 하면서 오히려 건강이 더 나빠지는 경우도 많습니다.

이렇게 자기 몸 하나 제대로 챙기지 못한 채로 한창 바쁘게 살고 있는 3040 여성은 유방암, 갑상선암, 자궁경부암 등 3대 여성암에 가장 많이 노출됩니다. 실제로 한국유방암학회의 2023년 발표에 따르면 한국인 여성암 중 1위인 유방암은 40대에 발병률이 가장 높습니다. 특히 요즘에는 초경하는 나이는 어려지고 결혼은 늦게 하며 출산율이 낮아지고 완경 나이가 늦어지는 추세 때문인지, 자궁근종, 자궁내막염, 난소암 발병률이 높아지는 등 가임기 여성의 건강 문제가 심각해지고 있습니다.

잘못된 생활습관 때문에 몸은 병들어 있고 나이 마흔이 되도록 뭐 하나 제대로 해놓은 것이 없다는 자괴감에 마음까지 병들어 진료실을 찾아오는 여성들을 보면 정말 안타깝습니다. 30대 때부터 가족뿐 아니라 자신의 건강도 미래를 위해 준비한다는 생각으로 관리했다면 그들의 삶이 조금은 달라지지 않았을까요? 아직 30대라면 정기검진과 자가검진 등을 통해 적극적으로 여성질환을 관리해야 합니다. 마흔이 넘었다고 해도 아직 늦지 않았습니다.

여성 노화의 속도는 마흔 전에 결정된다

자신의 나이보다 더 늙어 보이기를 원하는 사람은 없을 것입니다. 특히 여성은 더 그렇습니다. 사실 젊고 아름다워 보이고 싶은 여성의 욕망은 나이와 상관이 없지요. 그런데 생물학적으로 완경 후에 여성호르몬이 급격히 감소하면 노화의 속도가 아주 빨라집니다. 남녀를 불문하고 체내에 호르몬이 줄어들기 시작하는 서른네다섯 살부터 노화가 본격적으로 시작된다고는 하지만, 생애주기에 따라 여성이 호르몬 감소의 영향을 더 많이 받습니다. 여성은 월경전증후군, 임신우울증, 산후우울증, 갱년기증후군, 불면증 등 생애주기마다 여성호르몬으로 인한 심리적, 신체적 변화를 심하게 겪습니다. 스트레스로 유발되는 감정기복, 불안장애, 식이장애 등이 나타나는 비율은 남성보다 두 배 이상 높습니다.[*] 여성 노화의 속도는 완경 이행기 전인 30~40대에 이미 정해진다고 보아도 과언이 아닙니다.

여성호르몬은 3040 여성이 일생의 건강을 유지할 수 있도록 돕습니다. 피부에 윤기가 흐르고 몸의 탄력을 유지하

---

[*] 최윤경, 〈여성의 정신건강에 대한 고찰 : 젠더 편향과 여성 고유의 위험요인을 중심으로〉, 《젠더와 문화》 제3권 제1호, 여성학연구소, 2010. 6.

며 관절을 부드럽게 움직일 수 있도록 할 뿐 아니라 뼈 건강도 유지하도록 도와주니까요. 특히 피부 노화의 속도에는 흡연이나 스트레스 외에 완경으로 인한 여성호르몬 감소도 큰 영향을 끼칩니다. 피부 재생을 돕고 콜라겐collagen 수치를 충분히 유지시키는 여성호르몬이 없으면 주름이 눈에 띄게 많아지고 탄력이 떨어지며 상처가 아무는 속도도 느려집니다.

골밀도도 여성호르몬의 영향을 받습니다. 한창 바쁘고 젊은 20~30대에는 골밀도에 제대로 신경 쓰지 않지만 골밀도는 여성호르몬 분비가 활발한 20~30대에 최고치에 이르렀다가 그 이후부터는 차차 감소해 완경 후에는 급격하게 낮아집니다. 이 때문에 30대부터 골밀도 감소에 반드시 대비해야 합니다. 안타깝게도 많은 여성이 완경 후 첫 건강검진에서 골다공증의 전 단계인 골감소증 소견을 받고 나서야 부랴부랴 영양제를 먹어서 대응하려 하지만 이미 감소한 골밀도를 되돌리는 것은 쉽지 않습니다.

이처럼 여성의 일생에서 건강을 좌우하는 여성호르몬은 너무 적게 분비되어도, 너무 많이 분비되어도 병이 됩니다. 여성호르몬은 나를 지켜주기도 하지만, 유방암, 자궁암의 발병 위험을 높이고 감정의 기복을 심화하는 등 각종 질병의 원인이 되기 때문입니다.

완경 이후에도 삶은 계속된다

이제 한국 여성의 평균 수명은 90세에 이르렀습니다. 이는 완경 이후 40년 이상을 여성호르몬 없이 지내야 한다는 뜻이기도 합니다. 그러므로 갱년기증후군, 혈관 노화, 골다공증 등에 취약해지지 않도록 30~40대부터 건강을 잘 관리해야 한다는 것은 어쩌면 당연합니다.

특히 30대는 한창 여성호르몬 분비가 왕성한 시기인데, 생애주기가 되는 결혼, 임신, 출산이 여성의 건강에 큰 변수가 됩니다. 미혼일 때는 생각 못 했던 결혼 후 스트레스, 임신과 출산 후의 급격한 체중 변화, 육아 과정에서 경험하는 심신의 고단함 등이 건강상태를 결정합니다. 과도한 스트레스를 받으면 여성호르몬의 분비 주기가 흐트러집니다. 물론 과체중으로 늘어난 체지방 역시 호르몬 균형을 깨뜨려 월경불순, 유방종양, 유방암 등을 일으킵니다. 이 밖에도 생활 전반에서 발생하는 다양한 환경호르몬, 밤낮이 바뀐 생활, 무리한 다이어트, 과도한 음주와 흡연 또한 여성호르몬의 균형을 깨뜨리기 쉽습니다.

완경 이후 노화의 속도는 여성호르몬이 왕성하게 분비되던 30~40대 시절 건강상태가 좌우합니다. 규칙적으로 운동하고 식습관을 건강하게 관리하며 스트레스 관리를 잘해온 40대는 제 나이보다 젊어 보일 뿐 아니라 정서적으로도 안정감, 행복감을 갖지만, 그렇지 못한 40대는 완경 이행기를 맞으면서 급속하게 건강이 나빠집니다. 관절의 통증과 염증도 쉽게 발생하며, 감정기복이 심해져서 불안하고 우울하며 건강에 대한 자신감이 떨어집니다. 갱년기 이전에는 전혀 신경 쓰지 않았던 혈압, 혈당, 골다공증, 노화, 탈모, 질염, 방광염, 각종 관절염, 피부병, 심혈관질환 등의 질병들이 한꺼번에 몰려오면서 신체적으로 불편할 뿐 아니라 심리적으로도 상당히 위축됩니다.

그렇기 때문에 완경된 후에도 각종 질병 없이 건강하고 싶다면 30~40대부터 생활습관을 바로잡고 호르몬이 일정하게 분비되도록 관리해야 합니다. 꾸준히 관리한 사람과 그러지 않은 사람의 미래는 다를 수밖에 없습니다.

영양제보다 우선해야 할 것

50대 이후에나 많이 찾는다고 생각하던 건강기능식품의 최대 고객이 이제는 3040 세대로 바뀌었다는 뉴스를 보았습

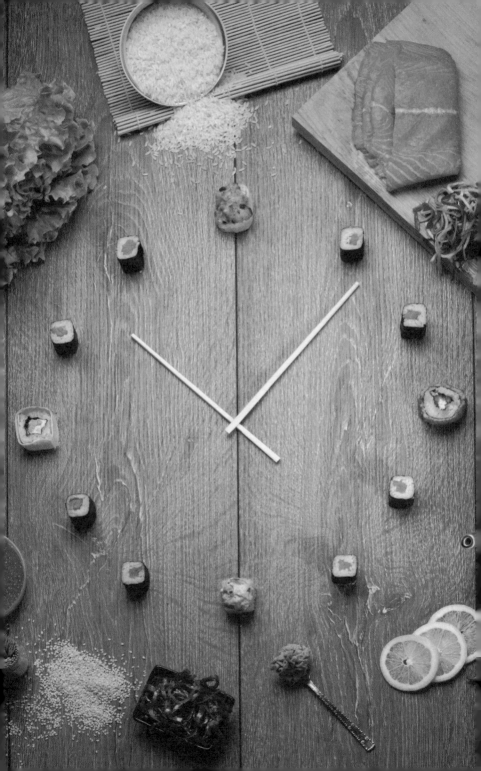

니다. 젊은 사람들이 건강기능식품을 더 많이 찾는 이유가 뭘까요? 예전에는 전문 매장이나 백화점에 가야 건강기능식품을 살 수 있었지만 이제는 온라인으로도 손쉽게 구매할 수 있기 때문이 아닐까 생각합니다. 너무 바빠서 제대로 건강을 챙기지 못하는 것에 대한 보상심리도 크게 작용할 것입니다. 그래서 이 세대가 간단히 복용할 수 있으면서 몸에 조금 더 도움이 된다는 제품을 구매하는 큰손이 된 것 같습니다. 영양제라도 먹어야 건강을 챙기고 있다고 안심할 수 있기 때문일 것입니다.

하지만 영양제는 잘 챙겨 먹으면서도 정작 식습관은 올바르지 않은 사람이 많다는 사실에 놀라곤 합니다. 영양제는 한 줌씩 먹으면서 날씬한 몸매를 유지하기 위해 안 먹고 덜 먹는 편향된 식사를 하다 보면 우리 몸에 꼭 필요한 단백질, 아미노산amino acid, 무기질, 비타민, 미네랄, 각종 파이토케미컬phytochemical(식물성 천연물질) 등을 골고루 섭취할 수 없습니다. 3040 여성들이 주로 찾는 건강기능식품이 다이어트, 미용보조식품, 자양강장제라는 사실이 그러한 상황을 방증합니다.

완경 이후의 노화 속도를 결정하는 요인으로는 30~40대 시절의 식습관 외에도 적은 운동량, 뒤바뀐 밤낮, 음주, 흡연, 부족한 수분 섭취, 비타민D 부족, 불규칙한 수면 등이 있습니다. 특히 수면 부족은 노화만 촉진하는 것이 아니라, 심장질환이나 뇌졸중, 당뇨병, 비만 등을 일으키며 건강 전반을 악화하는 요인입니다. 수면시간이 5시간 미만인 상태에서 운전하는 것은 음주운전만큼이나 위험하다는 연구 결과도 있습니다.* 질 좋은 잠을 자고 충분한 수면시간을 확보하려는 노력이 30대부터 필요한 이유입니다.

뼈 건강 역시 30대부터 관리해야 합니다. 30대부터 비타민D가 지속적으로 부족했거나, 운동 부족으로 근육량이 적거나, 칼슘 섭취량이 적거나, 3개월 이상 스테로이드steroid 치료를 받았거나, 조기완경되었거나, 완경 전에 난소를 제거한 경우에는 완경을 기점으로 뼈 노화의 속도가 빨라집니다. 그러므로 일찍부터 비타민D와 칼슘을 섭취하고 영양이 풍부한 제철음식을 먹으며 적절히 운동해서 근육량을 유지해야 합니다.

A는 처음에 치료를 시작하자마자 증상이 바로 호전되었습니다. 하지만 삼교대 근무와 직장 내 스트레스가 계속되는 상황 때문에 증상이 계속 재발했습니다. 저는 월급이 조

---

* 고재원, 〈[오늘과학] "5시간 미만 수면 후 운전, 음주운전과 같아"〉, 《동아사이언스》, 2023. 5. 9.

금 적더라도 낮에만 일할 수 있는 직장으로 이직할 것을 권했습니다. A는 다행히 지금 건강을 챙겨야 하는 이유를 깨닫고 곧바로 이직했으며, 그 후부터는 치료 효과가 아주 좋아서 건강을 빠르게 회복하고 유지했습니다.

A의 사례를 통해 30~40대에 건강 문제를 겪는 사람이, 이완되고 평안한 환경에서 생활하면 신진대사가 원활해지고 면역력도 높아지며 심신이 건강해진다는 것을 알 수 있습니다. 늙지 않는 사람은 없습니다. 그러나 준비한 만큼 노화를 늦출 수 있는 것은 분명합니다. 그리고 마흔 전후야말로 건강 관리의 적기입니다. 완경 이후에도 계속되는 삶을 위해 지금부터 준비해야 합니다.

3.

달라진 몸을 되돌리는 3가지 원칙

최근 들어 항노화 더 나아가 역노화 효과를 나타내는 물질을 발견했다는 논문이 계속 발표되고 있지만, 임상시험까지 진행해서 확실한 효과를 입증한 연구는 거의 없습니다. 오히려 연구가 진행될수록 건강하게 먹고 잘 자고 긍정적으로 생각하며 적당히 운동하고 잘 쉬고 원만한 성생활을 하면서 자연의 순리대로 사는 것이, 자율신경계의 균형을 유지하면서 노화를 지연시키는 효과적인 처방으로 확인되고 있습니다. 결국 신진대사를 원활하게 하고 면역력을 높이며 정신적으로 활력을 유지하는 것이 노화의 진행 속도를 늦추는 최선의 방법입니다. 그리고 이를 위한 최고의 처방은 소식小食, 운동, 체온조절입니다.

적게 먹고

진료실에서 만난 환자들은 어떤 음식을 먹어야 하는지 가장 많이 묻습니다. 그러나 좋은 음식을 찾아서 먹는 것보다 더 중요한 것은 어떤 음식을 어떻게 먹을지 결정하는 것입니다.

'적게 먹는 것'은 장수 식단에서 변하지 않는 원칙입니다. 장수하는 사람들이 많은 지역을 '블루존blue zone'이라고 합니다. 이 블루존에 사는 사람들에게서는 몇몇 공통적인 습관이 발견되었는데, 그중 하나가 바로 적게 먹는 소식이었습니다.

소식은 몸 안의 독소를 없애고 자율신경계를 회복하기 위한 디톡스detox 식단의 기본이기도 합니다. 과식하면 몸이 무거워지고 오장육부가 지칩니다. 또 혈액이 탁해지고 활성산소를 늘려 노화가 촉진됩니다. 소식하면 소화작용에서 발생하는 활성산소가 줄어들고, 몸은 가볍고 혈액은 맑아지는 효과가 있습니다.

음식의 총량을 줄이는 소식도 좋고 간헐적으로 식사를 중단하는 간헐적 단식도 좋습니다. 단 간헐적 단식은 건강한 사람에게만 권장되며, 간헐적 폭식과 혼동하지 말아야 합니다. 단식 후 먹는 식사량도 조절해야 합니다. 이렇게 식사량을 줄이면 하루의 활동을 마친 후 남는 에너지가 줄어 비만을 예방하고 염증도 가라앉으며 노화를 늦춥니다. 식사는 다양한 음식을 골고루 먹되, 배부를 때까지가 아니라 배고프지 않을 만큼만 해야 한다는 점 잊지 마세요.

많이 움직이고

'운동'이라고 하면 땀을 흘리면서 근육을 키우는 장면을 상상하기 쉽지만, 노화를 지연하기 위한 운동은 흔히 생각하는 운동과는 좀 다릅니다. 운동보다는 '많이 움직이기'로 표현하는 것이 더 적절합니다.

운동을 직업으로 삼았거나 신체가 건강한 사람이라면 괜찮겠지만 '강도 높은 운동'이 절대적으로 몸에 좋다고는 할 수 없습니다. 노화 지연 운동의 핵심은 '남는 에너지를 줄이는 것'이니까요. 최근 한국인의 노화 속도가 빨라진 이유로 TV, 컴퓨터 모니터, 스마트폰을 보면서 오랫동안 움직이지 않는 습관이 꼽힙니다. 2020년 보건복지부 국민건강통계 자료에 따르면 한국인이 앉아서 생활하는 시간은 하루 평균 8.6시간에 이릅니다. 12시간 앉아 있는 사람도 21퍼센트나 된다고 하고요. 그 결과 근육량이 줄어들고 체내에 에너지가 계속 쌓이면서 지방이 늘어나 비만에 이르고 심하면 척추마저 휘어집니다. 실제로 건강보험심사평가원 〈국민관심질병통계〉에 따르면 2016년 대비 2020년의 척추질환 환자수는 3년 동안 13.7퍼센트 증가했다고 합니다. 심지어 20~30대 젊은 척추질환 환자 비율이 2019년에 22퍼센트를 차지했다고 합니다. 젊은 사람 중에서 자신의 다리로 오래오래 걷는 노년 생활을 기대할 수 없는 사람이 다섯 명 중 한 명꼴인 것입니다. 사람의 자세는 근골격계질환에만 영향을 끼치지 않습니다. 관절의 유연성이 떨어지면 신진대사와 혈액순환도 나빠지고 심리적으로 우울감, 불안감 등을 늘리며 몸 전반의 노화를 촉진합니다.

그러니 노화를 늦추려면 몸을 되도록 많이 움직여야 합니다. 관절의 연골이 심하게 마모될 정도로 강도를 높이거나 근육에 과부하가 올 정도로 장시간 운동하라는 이야기가 아닙니다. 평소 움직이는 습관이 없다면 의식적으로 바른 자세를 유지하고 스트레칭하며 근력을 키우고 몸을 되도록 많이 움직이며 가까운 거리는 걸어 다니는 습관부터 만들어야 합니다. 그런 습관이야말로 어떤 영양제, 마사지, 물리치료보다 교감신경과 부교감신경의 균형을 잘 유지하는 동시에 노화까지 늦추는 비결입니다.

적정 체온을 유지하라

체온이 1도 올라가면 면역력이 무려 30퍼센트 증가하고 기초대사량도 높아집니다. 몸이 따뜻하다는 것은 체내 효소가 많고 신진대사와 혈액순환이 원활하다는 뜻이지요. 장의 연동운동, 소화기능이 좋다는 뜻이기도 합니다. 체온은 건강을 관리할 때 꼭 챙겨야 하는 요소입니다.

체온이 제대로 조절되지 않는다면 우선 내가 과도한 스트레스에 노출되어 있지는 않은지 살펴보고 스트레스에 대한 반응을 줄이기 위해 노력해야 합니다. 평소 체온이 낮은 경우 지속적으로 저강도 운동을 해서 근력과 체력을 키우면 체온을 올리는 데 도움이 됩니다. 반신욕이나 족욕을 하는 것도 도움이 됩니다. 섭씨 40도 정도의 따뜻한 물에 20~30분 동안 몸이나 발을 담그면 말초신경을 자극해 혈액순환과 신진대사가 원활해져서 체온을 올리는 데 도움이 됩니다.

생강, 단호박, 찹쌀, 꿀, 인삼 등은 모두 체온을 올리는 효과가 있어서 한약으로도 많이 처방합니다. 주로 자율신경계 이상으로 인한 시린 몸이나 냉증에 처방하는 약재들인데, 가정에서도 차, 식사, 건강기능식품으로 손쉽게 섭취할 수 있는 재료이니 참고하세요.

노화를 지연시키는 최고의 세 가지 방법인 소식, 운동, 체온조절은 각각 정, 기, 신이 조화롭게 유지되도록 돕습니다. 2부부터 이 세 가지 요소를 중심으로 삶의 태도와 습관들을 바로잡는 방법을 살펴보겠습니다.

4.
기후위기 시대의
새로운 건강 습관

건강을 잘 관리하기 위해서는 반드시 줄여야 하는 것과 늘려야 하는 것이 있습니다. 줄일수록 좋은 것은 식사량, 인스턴트식품, 미세플라스틱, 식품첨가물, 글루텐gluten, 유전자조작식품Genetically Modified Organism, GMO, 집착과 걱정입니다. 늘릴수록 좋은 것은 발효식품, 장내 유익균, 면역력, 수면시간, 근력, 뇌력, 운동, 좋은 유대관계를 맺고 있는 주변 사람들입니다.

이러한 기본 원칙들을 이야기하기 전에 사람들이 많은 관심을 갖는 미세플라스틱에 대해 먼저 이야기하고자 합니다. 지름 5밀리미터 이하의 작은 플라스틱인 미세플라스틱을, 한 사람이 일주일 동안 신용카드 한 장 분량인 5그램을 먹는다는 기사를 보았나요?* 사람의 혈액에서도 1마이크로

---

* 김설하, 〈WWF "1인당 매주 신용카드 한 장 분량의 미세플라스틱 섭취"〉, 《매일경제》, 2019. 6. 12.

미터 이하의 미세플라스틱인 나노플라스틱이 검출되었다
고 합니다. 다시 말해 미세플라스틱이 장기들의 막과 세포
막을 뚫고 다니며 혈액 속을 이동한다는 뜻입니다.* 이런
사실이 확인된 후 지금까지 원인을 알 수 없었던 다양한 질
병과 미세플라스틱의 연관성이 속속 드러나고 있습니다. 여
기에서는 미세플라스틱이 우리 건강 특히 여성 건강에 미치
는 영향에 대해 이야기하겠습니다.

인체에 얼마나 유해할까

플라스틱을 먹고 싶어서 먹는 사람은 없습니다. 하지만 육
지에서 강과 바다로 떠내려간 플라스틱 쓰레기가 잘게 부서
져 떠돌다가, 플랑크톤을 비롯한 각종 바다 생물이 삼키거나
물에 섞여서 우리도 모르는 사이에 플라스틱을 먹게 됩니다.
합성섬유로 만든 옷 한 벌을 세탁할 때마다 약 1,900개 이상
의 미세플라스틱 조각이 나온다고 합니다. 그러니 산으로
강으로 바다로 이런 조각들이 쪼개져서 돌아다니다가 먹이

---

* 이재은, 〈"사람 혈액 속에 미세플라스틱 있다" … 처음으로 확인〉, 《뉴스트리》, 2022.
3. 25.

사슬을 통해 결국 인간에게 돌아오는 셈입니다. 또한 생수, 쌀, 각종 채소, 소금, 공기, 클렌징이나 스크럽 제품, 일회용 마스크 필터, 일회용 컵, 일회용 포장용기, 비닐봉지까지, 미세플라스틱은 어디에나 있습니다.

미세플라스틱을 먹어도 아무 문제가 없다면 안심하겠지만, 지금까지 보고된 전 세계의 연구 결과들을 살펴보면 너무 심각한 수준이라 걱정할 수밖에 없습니다. 먼저 미세플라스틱에는 비스페놀A bisphenol A, 프탈레이트 phthalate 등의 환경호르몬이나 유해물질이 들어 있습니다. 이 물질들은 다양한 호르몬질환을 유발하고 생식기 발달에 악영향을 줍니다. 세포와 미토콘드리아를 손상시키고 혈관 속을 떠돌다가 혈관을 막을 가능성도 있습니다. 중금속 등의 유해물질을 흡착해서 신경계나 면역체계에 문제를 일으키고 병원균을 번식시켜 중증질환을 일으킬 수도 있다고 알려져 있습니다. 대구경북과학기술원 핵심단백질자원센터 연구팀에 따르면 인간의 뇌에 축적되어 뇌세포를 죽이는 신경독성물질로 작용한다고도 합니다. 실제로 자율신경계 이상으로 인한 다양한 질병들이 최근 10~20년 동안 대폭 늘어난 이유도 환경문제와 관련이 있을 것입니다.

미세플라스틱은 남녀 누구에게나 유해하지만 특히 여성

에게 더 치명적일 것으로 보입니다. 대부분의 여성이 식기나 음식을 포장하고 보관하는 일회용 용기나 비닐봉지, 랩 등을 접할 기회가 많을 뿐 아니라 매일 사용하는 클렌징이나 스크럽 제품에도 미세플라스틱이 상당히 들어 있기 때문입니다. 그 결과 여성의 생식기에 축적된 미세플라스틱은 난소나 자궁에서 종양을 유발합니다.

특히 신생아 태변에서 미세플라스틱이 발견되었다는 사실은 정말 충격적입니다.* 부모 세대는 직접 먹고 마시고 생활하면서 흡입된 것이지만, 신생아는 직접 음식을 먹지 않았는데도 체내에 미세플라스틱이 쌓였다는 뜻이니까요. 산모의 몸에서 배출되지 못한 미세플라스틱이 태반과 태아의 소화기로 이동해서 생긴 결과입니다. 동물 실험에서도 미세플라스틱이 생식기에 누적된다는 연구 결과가 있습니다.** 결국 미세플라스틱을 오랫동안 섭취하면 부모 세대의 면역계에 문제를 일으킬 뿐 아니라 자녀에게도 그 영향이 대물림되기 때문에 더욱 주의해야 합니다.

---

*　신정민·박상현, 〈신생아 태변서 미세 플라스틱이 … 산모 몸 통해 이동 확인〉, 《조선일보》, 2021. 9. 27.
**　류석호, 〈안전지대 없는 인류의 재앙, 미세플라스틱의 역습〉, 《투데이코리아》, 2021. 10. 5.

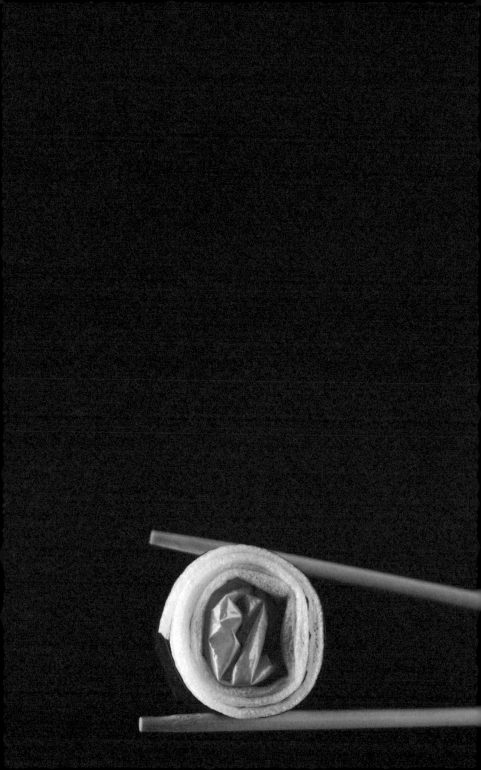

불편할수록 우리는 건강해진다

미세플라스틱에 노출되는 가능성을 줄이기 위해서는 관련 제품을 사용하지 않는 것 외에는 별다른 방법이 없습니다. 화학섬유로 만든 옷을 입지 않고 플라스틱병에 담긴 생수보다는 정수기 물이나 직접 끓인 물을 마시며 일회용 컵보다는 머그잔이나 유리잔을 사용하고, 비닐이나 플라스틱 포장 용기보다는 유리 또는 스테인리스 용기를 사용하는 등 일상생활 전반에서 플라스틱 사용을 줄일 수 있도록 습관을 바꿔야 합니다. 특히 뜨거운 음식이나 국물이 있는 음식은 비닐이나 랩, 플라스틱 용기의 화학물질에 오염되기 쉽습니다. 해산물 중 조개류는 30분 이상 해감하고 미역이나 다시마 종류는 두 번 이상 씻어서 먹으면 미세플라스틱 섭취를 줄일 수 있습니다.

조심해야 할 것들이 늘어나면 피곤함이 배가됩니다. 하지만 삶의 질을 높이는 건강은 장기적으로 일상생활 전반에서 건강한 습관을 유지할 때 비로소 이뤄집니다. 60~70대의 건강한 생활은 30~40대부터 20~30년 넘게 관리한 결과인 것이지요. 그러니 의식적으로 미세플라스틱 사용을 줄이는 생활방식 역시 습관으로 만들어봅시다. 조금 불편하게 사는 것은 플라스틱 행성에서 건강하게 살아가기 위해 마땅히 치러야 하는 대가일 수 있습니다.

봄, 나물로 몸을 지켜라

봄이면 조상들은 들에서 나는 여러 가지 나물과 진달래꽃을 넣어 떡이나 부침개를 만들어 먹었습니다. 만물이 생동하는 봄에 파릇파릇 돋아나는 봄나물로 기운을 북돋는 것이 곧 하늘의 이치를 따르는 방법이라고 생각했기 때문입니다. 한의학에서는 봄이 오면 춘곤증을 느끼고 입맛이 없는 이유는 겨우내 움츠려 있던 몸의 기운이 봄에 잘 적응하지 못하기 때문이라고 생각했습니다. 이에 춘곤증이 있다면 간의 기능을 활성화하는 신맛 나는 음식과 심장의 기능을 북돋는 쓴맛 나는 음식을 처방합니다. 달래, 냉이, 쑥, 두릅, 죽순 등 봄에 흔히 보이는 쌉쌀한 나물이 바로 그런 음식입니다.

자연산 비타민, 달래

한의학에서는 달래를 산에서 나는 마늘이라는 의미로 '산산山蒜'

이라 부릅니다. 마늘과 비슷한 강장強壯 효과가 있다고 보았기 때문입니다. 이름 그대로 달래는 몸의 기운을 돋우고 신진대사가 원활하게 이루어지도록 돕는 식품입니다. 암 예방에 도움이 되며 특히 여성의 자궁출혈이나 월경불순을 치료하는 데 효과가 있습니다. 또 스트레스를 받을 때 부신피질에서 코르티솔cortisol이 분비되는데, 이 호르몬의 분비를 도와 신진대사를 조절하고 노화를 방지합니다. 남성들의 정력 증진에도 효과적입니다.

봄이 되면서 가장 많이 느끼는 몸의 변화는 바로 춘곤증입니다. 겨울에는 과일이 많지 않아 비타민이 부족해지기 쉬운데, 봄이 되면서 따뜻해질 때 몸이 빨리 적응하지 못해서 춘곤증이 생깁니다. 이럴 때 비타민이 듬뿍 들어 있는 봄나물로 비타민을 보충해야 춘곤증을 빨리 극복할 수 있습니다. 달래에는 비타민 A, B₁, C 등 다양한 비타민이 듬뿍 들어 있어 춘곤증을 예방합니다.

달래를 먹을 때는 주의할 점이 있습니다. 달래의 매운맛을 내는 알리신allicin 성분은 마늘의 매운맛 성분과 같습니다. 너무 많이 먹어 위산이 과분비되면 속이 쓰릴 수 있으니 위염이나 위궤양이 있는 사람은 조심해서 먹어야 합니다. 또한 달래는 성질이 따뜻하고 매운맛이 강하기 때문에 체질적으로 열이 많거나 구내염이 자주 생기는 사람 또는 위가 약한 사람 역시 많이 먹지 않도록 주의해야 합니다. 반대로 수족냉증이 있거나 몸이 찬 사람은 달래를 먹으면 건강증진에 도움이 됩니다.

몸에 열이 많다면 미나리

한약재명으로 수근水芹, 수영水英, 수채水彩 등으로 부르는 것으로
도 알 수 있듯이 미나리는 논둑이나 계곡 등 습한 곳에서 잘 자랍
니다. 맛은 달고 매우며 성질은 서늘해서 체질적으로 몸에 열이 많
으면서도 소화가 잘되는 사람에게 권합니다.

　미나리에는 '논미나리'와 '돌미나리'가 있는데, 시장에서 흔히
볼 수 있는 것은 개량종인 논미나리입니다. 논미나리는 줄기가 길
고 굵으며 부드러워서 김치에 넣거나 각종 국에 고명으로 사용합
니다. 열을 내리고 입이 마른 것을 치료하며 황달을 없애고 소변이
잘 나오게 하는 효과가 있습니다. 돌미나리는 재래종인데, 길이가
짧고 약간 질긴 편이지만 향이 강해서 주로 무쳐 먹으며 혈압 강하
작용이 뛰어나서 고혈압 환자에게 좋습니다.

　미나리는 서늘한 성질 때문에 열을 내리고 소변을 잘 보게 하는
청열이수淸熱利水의 효능이 있어서, 여름철에 더위, 황달, 고열로 가
슴이 답답하고 갈증이 심한 증상을 완화하는 데 도움이 됩니다. 기
관지와 폐를 보호하고 가래를 삭히는 작용도 하기 때문에 황사가
있거나 미세먼지가 심할 때는 꼭 먹어야 합니다. 해독작용이 탁월

해서 오염물질과 몸속의 나쁜 물질을 배출해 우리 몸을 정화하는 데도 도움이 됩니다. 복어탕은 물론이고 생선이나 해산물로 탕이나 찌개를 끓일 때 미나리를 넣는 이유도 중금속이나 각종 독소를 제거하는 효능이 탁월하기 때문입니다. 그리고 미나리는 숙취를 해소하고 간을 보호하는 효능도 있습니다.

미나리의 초록빛 색소는 퀘르세틴quercetin과 캠퍼롤kaempferol 성분 때문입니다. 퀘르세틴은 체내 세포를 산화하는 물질로부터 보호하는 항산화물질입니다. 항염증, 항암 효능이 있어서 유방암, 대장암, 난소암, 위암, 방광암, 폐암을 치료하는 데 효과가 있습니다. 캠퍼롤 역시 암세포의 사멸을 유도해 증식을 억제합니다. 이 두 성분은 끓는 소금물에 데치면 함량이 60퍼센트 이상 증가합니다. 미나리의 독특한 향과 맛을 내는 정유精油 성분은 입맛을 돋울 뿐 아니라 정신을 맑게 하고 혈액을 정화해서 보온, 발한發汗 작용을 하므로 감기나 냉증 치료에도 좋습니다. 마지막으로 미나리는 지혈 작용을 하기 때문에 여성의 하혈이나 월경과다증에도 사용하며, 식욕을 촉진하고 장의 활동을 좋게 해 변비를 치료하는 효과도 있습니다.

다만 성질이 서늘하므로 평소에 복부가 차가워서 소화가 잘 안되고 무른 변을 보는 사람들은 조심해서 먹어야 합니다.

지친 봄날의 천연 피로회복제들

냉이는 단백질과 비타민이 풍부한 알칼리성 채소로 오래전부터 식용과 약용으로 사용되어 왔습니다. 《동의보감》에서도 "냉이는 따뜻한 성질이 있어 소화를 돕고 간을 이롭게 한다"라고 했지요. 특히 냉이 특유의 알싸하고 독특한 향은 입맛을 돌게 하고 소화액을 분비시켜 소화기관이 약하고 몸이 허약한 사람뿐 아니라 봄철에 입맛을 잃은 사람들에게도 약이 됩니다. 또한 겨우내 쌓인 우리 몸속의 각종 노폐물, 콜레스테롤 같은 독소를 제거합니다. 하루 종일 일하다 지쳐 피곤한 다음 날 아침에 냉잇국을 먹으면 피로가 싹 가실 것입니다.

입안이 깔깔하고 입맛이 없을 때나 술 마신 다음 날 구수한 쑥된장국을 먹으면 속을 달래고 입맛을 돋우는 데 아주 그만입니다. 쑥에는 미네랄이 많이 들어 있으며 병원균에 대한 몸의 저항력을 키우는 비타민 A와 C 함량도 높아 감기 예방과 치료는 물론 노화 억제에 도움이 됩니다. 알칼리성 채소이므로 산성화된 현대인의 체질 개선에도 도움이 됩니다. 쑥은 몸을 따뜻하게 하고 혈액순환을 촉진하기 때문에 봄철 건조한 날씨에 많이 생기는 피부건조를 예방하는 데도 도움이 됩니다. 봄에 쑥을 많이 구해서 깨끗이 손질한 다음 삶아서 냉동 보관하면 사시사철 먹을 수 있습니다.

연두빛 두릅의 어린 새싹은 바라보기만 해도 생생한 봄기운이 샘솟습니다. 산에서 자생하는 두릅에는 신경을 안정시키는 칼슘이 많이 들어 있어, 매일 스트레스에 시달리는 수험생이나 직장인들의 자연 건강식으로 일품입니다. 두릅의 독특한 향과 약간 텁텁한 성분이 잃었던 입맛을 돋우고 활력을 되찾아주며 위를 활발하게 움직여서 소화를 촉진합니다.

한의학에서는 부추의 잎이 속을 따뜻하게 하며 어혈瘀血(타박상으로 살 속에 맺힌 피)을 없애고 기의 순환을 도와 여성의 냉증, 아랫배가 찬 증상, 몸이 차서 생기는 요통, 손발 저림, 불임 등에 효과가 있다고 봅니다. 또한 부추는 몸을 덥게 하므로 항상 몸이 차서 배가 자주 아프거나 수족냉증이 있는 사람에게 좋습니다. 또한 암의 돌연변이 유발을 억제하고 위암, 유방암, 간암 세포의 성장을 억제하는 등 항암 효과도 뛰어납니다.

마지막으로 죽순은 하루 최고 150센티미터까지 자라는 생명력을 지니고 있습니다. 그만큼 봄의 목木 기운을 제대로 섭취할 수 있는 최고의 음식입니다. 《동의보감》에서는 "죽순은 맛이 달고 약간 찬 성질이 있으며, 번열煩熱(몸에 열이 몹시 나고 가슴이 답답한 증상)과 갈증을 해소하고 원기를 회복시킨다"라고 했습니다. 죽순의 아삭아삭 씹는 맛은 죽순의 풍부한 섬유질 때문입니다. 따라서 비만, 대장암 등 소화기 질병을 예방하고 개선하는 데 효과가 있어 다이어트 식품으로도 좋습니다. 정신을 맑게 하고 숙취를 해소하며 피를 맑게 해서 스트레스를 풀어주고 불면증을 치료하는 효과도 있으므로 현대인에게 필요한 식품입니다. 그러나 죽순 역시 성질이 차기 때문에 날것으로 너무 많이 먹으면 배가 차가워지면서 아플 수도 있습니다. 손발이 유난히 찬 사람이나 속이 냉한 사람은 익혀서 먹는 것이 좋습니다.

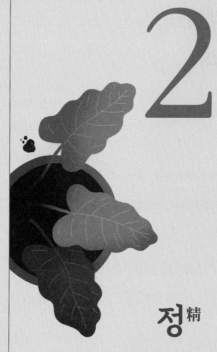

2

정 精

몸속부터
바로 세워라

걸으로는 괜찮아 보여도
속으로는 아플 수 있는 것이 바로 몸입니다.
몸의 걸과 속 모두 건강을 유지해야
아프지 않은 노년을 보낼 수 있습니다.

5.

나이가 들어서 생기는
통증의 진짜 원인

한자로 '다시 사는 인생'을 뜻하는 갱년기更年期에 이르면 이
유 없이 심장이 빠르게 뛰거나 극심한 피곤을 느끼는 등 신
체 이상이 자주 나타납니다. 그런데 이러한 증상이 심해져
온몸의 여기저기가 아픈데 어떤 검사로도 원인을 알 수 없
는 경우가 있습니다. 이런 사람들에게는 진통제도 효과가
없습니다.

"이유도 없이 몸이 심하게 무겁고 온몸이 얻어맞은 것처럼
아파요. 진통제를 먹어도 전혀 효과가 없어요. 너무 심하게 피
곤해서 밤 아홉 시만 되면 쓰러져서 자는데, 막상 잠들면 자다
깨기를 반복해 깊이 잠들지도 못해요. 지난 몇 년 동안 좋다는
건 다 먹어보고 유명한 병원은 다 다녀봤지만 하나도 효과가
없었어요." _55세 여성

"제가 척추 통증이 심해진 건 10년이 넘었는데, 그동안 병원에서 디스크 검사부터 안 해본 검사가 없습니다. 하지만 병원마다 이유를 모르겠다면서 진통제만 처방해주는데, 진통제를 먹어도 전혀 차도가 없어서 답답합니다. 등이 너무 아파서 잠을 제대로 잘 수가 없을 정도라고 했더니, 이제는 수면제까지 처방해주더라구요. 꾀병도 아니고 너무너무 아픈데 치료할 방법이 없으니 정말 힘들어요." _42세 여성

"올해 초부터 갑자기 온몸이 아프기 시작했는데, 통증이 점점 더 심해집니다. 병원에서 처방받은 약을 먹어도 효과가 없습니다. 죽을 만큼은 아니지만 온몸이 계속 아파요. 요즘에는 식은땀도 나고 등 전체가 시리고 춥습니다. 내과, 신경과, 신경외과, 내분비내과 등 안 다녀본 곳이 없고 할 수 있는 검사는 다했는데도 모두 원인을 모르겠다고만 합니다. 정신과 약도 먹어봤지만 효과가 없었어요. 한의원도 여러 군데 다녔지만 차도가 없습니다. 그동안 정말 안 해본 게 없네요." _28세 여성

이런 사람들의 이야기를 들어보면 '꾀병 아닌가?' 하는 생각이 들기도 합니다. 검사 결과 이상이 없다고 해서 통증이 존재하지 않는 것은 아니니, 통증을 느끼는 사람만 꾀병

쟁이 취급을 받기 딱 좋은 경우입니다. 일반적인 통증이라면 진통제를 복용해서 효과가 있어야 할 텐데, 진통제도 효과가 없다면 처방하는 의사도 난감합니다. 그래서 대개는 정신건강의학과로 가보라는 권유를 받습니다. 증상은 분명히 있는데, 뚜렷한 원인이나 신체 이상을 찾을 수 없기 때문입니다.

몸으로 앓는 우울증

진통제가 아니라 안정제나 진정제, 항우울제 등 정신과 약을 먹어서 통증이 호전된다면 근육이나 인대, 신경 이상이 아니라 스트레스나 마음의 문제 때문입니다. 심리적 불안, 부정적 감정 등의 스트레스가 원인이 되어 나타난 통증인 것입니다. 실제로 건강보험심사평가원에 따르면 2010년부터 2014년까지 5년 동안 신체화장애로 진단받은 환자 중 60퍼센트가 40대 이상 여성이 차지했으며, 남녀 모두 1년 중 3월에 진료를 가장 많이 받았다고 합니다. 아마도 설 명절, 자녀의 졸업과 입학 등 가정 대소사로 인한 스트레스가 원인이 아니었을까요? 하지만 원인 모를 통증 외에도 소화기 증상, 수면장애, 피부 트러블, 불임, 발기부전, 불감증 등 다양한 이상 증상들을 호소하는 경우가 많기 때문에 마음의 문제와 이 증상들을 연관 짓기는 쉽지 않습니다.

안타깝게도 이렇게 원인 모를 통증이 오래 지속되면 진통제, 진정제뿐 아니라 다양한 약물을 장기간 복용하게 됩니다. 효과가 없는데도 다른 대안이 없어서 약을 먹는 경우도 많습니다. 그 결과 통증 자체로도 삶의 질이 떨어지지만 만성적으로 복용하는 약물 때문에도 체내 기능에 문제가 생겨 노화가 촉진될 수밖에 없습니다.

이렇게 증상을 분명히 느끼는데도 검사에 이상이 없고 발병 요인도 없는 증상을 '심신증心身症' 또는 '신체화장애'라고 부릅니다. 뇌와 몸은 자율신경계로 연결되어 있어서 스트레스를 받거나 부정적인 심리상태가 지속되면, 척추를 따라 분포된 자율신경계를 통해 뇌파의 영향이 온몸과 말초까지 전달됩니다. 스트레스로 인해 긴장과 흥분 상태를 주관하는 교감신경이 과항진되면, 통증에 민감해지고 소화장애, 수면장애, 배변 문제, 성기능 문제 등 다양한 증상들이 연이어 나타납니다. 이 경우에는 자율신경계 기능을 먼저 확인해보고, 검사와 진찰 결과에 따라 치료계획을 세워야 합니다.

마음과 함께 몸도 회복할 수 있게

일반적으로 신체화장애는 정신과 약물로 증상 완화 치료를 받는 것을 권장합니다. 하지만 이미 마음의 문제 때문에 고생하면서 오랜 기간 허약해진 몸도 함께 치료를 받아야 합니다. 한의학적으로는 수승화강水昇火降, 다시 말해 우리 몸이 상체는 시원하고 하체는 따뜻하게 조화를 이루는 건강한 순환을 유지하도록 돕습니다. 또한 자율신경계 균형을 회복하는 한약과 약침을 처방합니다. 상열로 치받친 열은 내리고, 하한下寒으로 가라앉은 냉기는 위로 올리는 것이 수승화강 치료의 기본 원리입니다. 실제로 몸이 차면 심장으로 가는 혈류에도 문제가 생겨 뇌졸중, 저혈압 등의 심혈관질환에 취약해집니다. 또한 근육으로 가는 혈류에도 문제가 생겨 목, 어깨, 허리와 등에 만성통증이 생기기 쉽습니다.

이유를 알 수 없는 통증 외에도 화병, 공황장애, 신경성위장병, 과민성대장증후군, 갱년기증후군, 어지럼증, 불면증 등 자율신경계 관련 질환의 모든 치료가 수승화강 원리에 따라 진행됩니다. 특히 찜통 더위로 인해 자율신경계가 교란되는 폭염 기간에는 수승화강을 돕는 한의 치료가 더 필요하고, 생활습관도 더 신경써서 관리해야 합니다.

첫째, 물을 많이 마셔야 합니다. 특히 여름에는 다른 계절보다 훨씬 많은 땀을 흘리기 때문에 탈수되지 않도록 가급적 물을 자주, 많이 마시는 것이 좋습니다. 탈수로 인한 심장의 부담을 줄이고 긴장된 교감신경을 안정시키는 데는 수분 공급이 가장 중요합니다.

둘째, 생체리듬을 유지해야 합니다. 너무 더워 입맛이 떨어졌다고 끼니를 거르거나, 더워서 잠을 설칠 정도로 수면 습관이 불규칙해지면 신체리듬이 깨지고 자율신경계에 문제가 생깁니다.

셋째, 에너지가 고갈되지 않도록 각별히 주의하세요. 당뇨, 고혈압 등의 만성 대사질환이나 자율신경계 관련 질환이 있다면 여름철 신체 에너지가 바닥났을 때 응급 상황이 발생하거나 증상이 급속히 악화될 수 있습니다. 특히 만성 통증에 오래 시달린 사람들은 약에만 의존해서 오랫동안 정, 기, 신의 균형이 깨진 상태이기 때문에 노화의 속도가 점차 빨라집니다. 몸과 생활이 불편한 상태에서 더 심해지면 도저히 일상생활이 불가능할 정도로 심각한 결과가 생길 수 있습니다.

갱년기의 한자 표기 更年期에서 更에는 새롭다는 뜻과 함께 고친다는 뜻도 있습니다. 이러한 뜻에 맞추어 해석해보

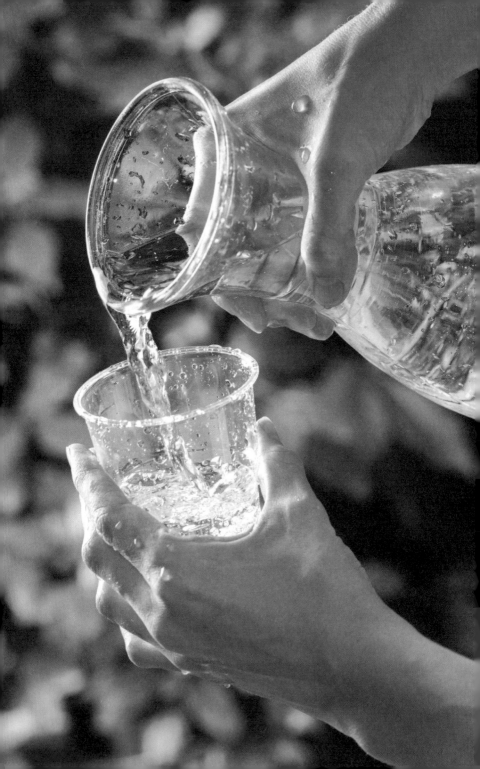

면 갱년기는 예전과 달라진 몸을 고치는 시기로도 볼 수 있습니다. 여러분은 어떤 갱년기를 맞이하고 싶은가요? 인생 후반기를 위해 세운 계획을 이루기 위해서는 지금부터 10년 후를 내다보는 건강 습관을 갖추길 바랍니다.

6.

나도 모르게 진행되는
배 속 노화

대한민국 35세 이상 여성의 절반에게 자궁근종이 있다는
사실을 알고 있나요? 자궁근종은 자궁근육세포가 비정상적
으로 증식해 발생하는 양성 종양으로, 20~40대 가임기 여
성에게서 매우 흔하게 발생합니다. 특히 서른다섯 살 이상
여성의 40~50퍼센트가 자궁근종으로 인한 통증을 경험한
다고 알려져 있습니다.

자궁근종은 초경을 빨리할수록, 출산을 늦게 할수록 발
생률이 높습니다. 과거에 비해 우리나라 여성들의 초경 연
령은 빨라지고 결혼과 출산 연령은 늦어지며 임신과 출산
횟수도 엄청나게 줄어들었습니다. 그 결과 원래는 40~50대
의 중년 여성에게서 주로 발병하던 자궁근종이 2020년대에
들어서면서 20~30대 발병률이 급격하게 높아져 그 숫자가
12만 명이 넘는다고 합니다. 2017년에는 약 8만 4,000명이

었는데 5~6년 만에 40퍼센트가 넘게 늘어난 것입니다.*

여성에게 자궁은 '제2의 심장'이라 할 정도로 중요한 기관입니다. 이번에는 여성 노화를 촉진하는 여성 질병, 그중에서도 대다수의 여성에게서 발병하는 자궁근종에 대해 이야기하겠습니다.

자궁근종도 노화의 결과

자궁은 단순히 임신을 하기 위해 필요한 생식기관일까요? 월경은 임신이 되지 않은 상태임을 보여주는 생리적인 현상이지만, 여기에는 그보다 훨씬 더 중요한 의미가 있습니다. 월경의 주기와 출혈의 상태가 여성의 전반적인 몸 상태를 알려주는 바로미터barometer이기 때문입니다. 한의학에서는 가임기 여성을 진찰할 때, 어떤 병증이든 기본적으로 월경주기와 월경량, 월경통, 월경전증후군 등을 꼼꼼히 확인합니다.

여성은 월경 중과 그 전후로 불안, 긴장, 초조감, 우울감,

* 건강보험심사평가원, 〈최근 5년(2017~2021년) 동안 자궁근종 환자 수 크게 증가〉, 2022. 11. 25.

분노, 피로 등을 느낍니다. 체내에 축적된 수분량과 전해질에도 변화가 생겨 몸이 붓거나 복부가 팽만되고, 잘 잠들지 못 하거나 체중이 증가하며 식욕이 변화하기도 합니다. 개인별 건강상태에 따라 심한 경우에는 어지럽고 손발이 떨리거나 감각이상을 느낄 수도 있습니다.

이런 변화가 일어나는 원인은 바로 자율신경계로 조절되는 여성호르몬의 다양한 작용 때문입니다. 그런데 자율신경계 균형이 깨지면 월경의 주기와 양이 바로 변화합니다. 주기가 바뀌고 양이 급격하게 줄거나 많아지며 심지어 월경을 하지 않기도 합니다.

물론 자율신경계 교란과 상관없는 질병의 증상일 수 있으니, 당연히 병원에서 검사를 받고 전문의와 상의하는 것이 좋습니다. 한의학에서는 무월경, 과다월경의 원인을 자율신경계 문제로 봅니다. 따라서 이런 증상에는 대사순환을 돕고 자율신경계 균형을 회복하는 한약을 처방하고, 신진대사를 촉진하며 면역력을 되살리는 약침을 시술합니다.

이런 월경의 변화를 토대로 추측해볼 수 있는 대표 질병이 바로 자궁근종입니다. 자궁근종을 단순히 자궁 근육에 종양이 생긴 것이라고 생각할 수도 있습니다. 하지만 자궁근종 자체만으로도 유산, 난임, 불임, 과다월경, 부정출혈,

빈뇨, 변비, 심한 월경통, 골반통증, 탈모, 기미, 빈혈 등이 생길 수 있습니다. 그리고 자궁근종 때문에 불가피하게 자궁과 난소를 적출하면 여성호르몬 분비에 불균형이 생겨서 우울, 위축감, 안면홍조, 피부 노화, 불면증, 골다공증 등이 발생하기 쉽습니다. 한마디로 삶의 질이 형편없이 낮아질 수 있는 것입니다.

그런데 과거에 비해 왜 이렇게 자궁 근육에 종양이 잘 생기게 된 걸까요? 자궁근종의 발생 원인은 명확하게 밝혀지지 않았습니다만 2030 젊은 여성들에게 흔히 발생하는 질병이 되었다는 사실로 몇 가지 원인을 추측할 수 있습니다.

앞에서도 이야기했듯이 초경 연령이 빨라지고 출산 연령이 늦어지면서 생기는 여성호르몬 분비의 불균형도 원인일 것입니다. 하지만 제가 지금껏 진료실에서 만나본 자궁근종 환자들은 정신적, 육체적으로 무척 지쳐 있었습니다. 가임기 여성들의 사회생활 범위가 과거에 비해 넓어지긴 했지만, 여전히 사회 분위기는 가부장적이고 여성은 가정과 직장을 동시에 관리해야 하는 부담을 갖고 있습니다. 그 결과 자기 몸을 제대로 돌보지 못한 채 환경호르몬에 계속 노출되고 잘못된 식습관이 자리 잡으면서 체내 노화의 속도가 점차 빨라진 것이지요. 40대에 발병할 확률이 높은 자궁근종이 2030 젊은 여성들에게도 흔히 발생하는 질병이 된 이유는 그들이 사회적 분위기에 짓눌려 빠르게 늙어버렸기 때문입니다.

자궁 관리가 삶의 결정적 차이를 만든다

과거에는 자궁근종으로 진단받으면 자궁적출술을 진지하게 고민했지만, 지금은 너무나 흔한 질병이 되었고 근종만 제거하는 시술도 흔히 이뤄집니다. 하지만 배 속에서 일어나는 일이라 크게 신경 쓰지 않고 살다보면 근종이 자궁 속으로 파고들어 심각한 과다출혈이 발생하면서 급히 자궁을 적출해야 할 수도 있습니다. 20대부터 생기기 시작한 자궁근종이 마흔 이후에 크기가 점차 커져 일상생활이 불편해지기도 합니다.

갱년기를 맞이하는 50대에는 여성호르몬 분비의 변화로 발병하는 각종 여성암을 조심해야 합니다. 자궁내막도 위축되고 질도 건조해지며 완경기 이후 자궁과 난소가 빠르게 노화를 겪으면서 다양한 여성암이 발생하기 쉽기 때문입니다. 자궁근종은 여성호르몬 분비와 밀접히 관련되어 있기 때문에 흔히들 완경 이후에는 근종의 크기가 저절로 줄어든다고 생각합니다. 하지만 근종에 변성이 생기거나 완경기증후군 치료를 위해 여성호르몬을 공급받다가 자궁근종이 더 커지는 경우도 있습니다.

그렇기 때문에 20~30대 때부터 자궁과 난소 질환의 여부를 주기적으로 검사해야 합니다. 임신 전 자궁근종을 발견하지 못하고 치료가 늦어지면 난임이나 불임이 될 수도 있습니다. 무엇보다 스트레스야말로 자궁근종이 생기고 빨리 커지는 원인 중 하나입니다. 그렇기 때문에 자신만의 스트레스 해소 방법을 찾아야 합니다. 취미생활이나 운동 등을 통해 정신적, 육체적 피로를 풀고 심신을 안정시켜야 하는 것입니다. 또한 식사량은 줄이되 건강한 식단으로 규칙적인 식사를 하는 것도 중요합니다.

다발성자궁근종 진단을 받고 저를 찾아왔던 스물한 살의 여성 B는 편식이 심하고 삼시 세끼 외식을 하며 바쁘게 외부활동을 하느라 수면시간도 현저히 적은 편이었습니다. 이 환자는 지금 당장 쉬어야 할 것 같았습니다. 한약을 처방하면서 외부활동을 줄이고 영양가 있는 식사를 하라고 권했고, B는 그 지침을 따른 결과 자궁근종의 개수가 늘어나지 않았고 크기도 더 커지지 않았습니다.

자궁근종이 생겨서 자라는 몸과 그렇지 않은 몸은 겉으로 보기에는 별다른 차이가 없지만, 몸속에는 큰 차이가 있습니다. 그리고 그 차이는 인생 절반의 질을 좌우할 정도로 중요한 문제입니다.

7.

일상을 보면
답이 보인다

수면에 문제가 있다거나, 숨쉬기가 어렵다거나, 땀이 너무 많이 나거나 아예 안 나거나, 얼굴과 가슴만 뜨겁거나, 온몸이 시리거나, 긴장하면 바로 설사를 하는 등의 증상을 호소하는 환자들을 진료할 때 항상 먼저 확인하는 것이 있습니다. 바로 생활습관입니다. 몇 시에 일어나는지, 어떤 교통수단으로 출퇴근을 하는지, 주로 집밥을 먹는지, 밖에서 사먹는지, 운동은 언제 얼마나 하는지, 퇴근 후 주로 뭘 하는지, 잠은 몇 시에 자는지, 푹 자는지 등을 알아봅니다. 그리고 이 생활습관에서 질병의 원인이 보입니다.

생활습관이 엉망이면 몸이 금세 병들고 마음도 따라서 망가집니다. 누구나 골치 아픈 일이 있거나 스트레스를 받으면 만사가 귀찮습니다. 아무것도 하고 싶지 않지요. 무기력해져서 잘 움직이지 않으며 잠도 아무 때나 자고 식사도 굶거나 폭식을 하면서 스스로를 학대하기 쉽습니다. 이런 상황에 매몰될수록 생활습관이 무너지고 내 몸은 망가집니다. 이럴 때는 생활습관을 바로잡아야 몸과 마음을 근본적으로 회복할 수 있습니다. 일상에서 가장 작은 변화부터 시작해보면 어떨까요? 이제부터는 큰 힘을 들이지 않고도 큰 효과를 누릴 수 있는 작은 습관들을 소개합니다.

몸의 반응과 함께하는 하루

몸은 하루의 각 시간대에 따라 반응합니다. 이른 아침 잠에서 깬 후에는 교감신경이 항진되기 시작해서 심장박동이 빨라지고 체온과 혈압도 함께 올라가면서 기운이 나고 상쾌해집니다. 오전 열 시부터 열두 시까지는 집중력이 높아지고 마음이 안정됩니다. 뇌 활동을 활발하게 해야 하는 작업은 이때 하면 좋습니다. 집중해서 아이디어를 떠올려야 하는 일도 이 시간에 해야 합니다. 점심시간부터 오후 서너 시까지는 오전보다 뇌 집중력이 떨어지고, 오후 네 시 이후에는 심신의 활기도 떨어집니다. 해가 지면서 항진되었던 교감신경은 안정되기 시작하고 밤 열 시부터 부교감신경이 활성화되면서 수면을 돕는 호르몬이 분비됩니다. 자정부터 새벽까지는 부교감신경이 가장 활성화되는 시간으로, 호흡도 길어지고 혈압도 내려가며 깊은 수면에 빠집니다.

교감신경이 가장 활성화되는 낮 시간대에 자고, 부교감신경이 가장 활성화되는 밤 시간대에 일하는 생활을 하면 생체리듬이 교란되어 자율신경계에 문제가 생깁니다. 식습관 역시 규칙적이지 않으면 위장과 대장의 운동 리듬을 해쳐서 소화기질환이 발생하기 쉽습니다. 생체 에너지가 가장 좋은 낮 시간대에 실내에서 몸을 움직이지 않고 지내면 생체 에너지가 교란되고 남는 에너지가 많아 비만과 불면 증상이 나타날 수 있습니다. 낮에는 동적인 활동을 하고 밤에는 정적인 활동을 하는 것이 자연의 이치에 따라 생활하는 것입니다. 밤에 시끄러운 음악을 듣거나 신체활동을 하는 것보다는 부교감신경이 활성화하도록 차분하게 시간을 보내는 것이 몸과 마음을 회복하는 데 더 도움이 된다는 뜻입니다.

특히 수면패턴은 건강에 큰 영향을 끼칩니다. 잠이 부족하거나 수면시간이 불규칙하면 식욕을 조절하는 호르몬도 정상적으로 분비되지 않아 자꾸 체중이 늘어날 수밖에 없습니다. 그리고 잠의 질이 좋지 않으면 혈당과 혈압이 쉽게 올라갑니다. 밤에 수면호르몬인 멜라토닌melatonin이 잘 분비되려면, 아침 일고여덟 시 즈음에 눈으로 햇빛이 들어와야 합니다. 아침에 깨어나 햇볕을 쬐어야 밤에 깊은 잠을 잘 수 있습니다. 아침에 늦게 일어나면 밤에는 멜라토닌이 잘 분비되지 않고 그 결과 불면으로 하얗게 밤을 새우는 악순환이 일어납니다.

햇볕은 하늘이 내려주는 약

불면증 있는 환자에게 가장 먼저 조언하는 것은 아침 햇볕 샤워입니다. 생체시계에 맞춰 몸을 움직여야 밤에 숙면을 취하는 데 도움이 되기 때문입니다. 이렇게 보면 하늘이 내려주는 약 중에 가장 좋은 것은 바로 햇볕입니다. 다만 세상의 모든 약은 양날의 검입니다. 잘 쓰면 약이 되고 잘못 쓰면 독이 되지요.

햇볕은 과하게 쬐면 색소 침착과 피부 노화를 유발하고 탄력을 떨어뜨리며 피부암을 일으킬 수도 있다는 것은 누구나 알고 있는 건강상식입니다. 여기서 핵심은 햇볕 자체가 아니라 햇볕을 과도하게 쬐었을 경우라는 점을 꼭 기억해야 합니다. 우리나라에서는 햇볕을 과도하게 쬐는 경우가 그리 흔하지 않습니다. 오랜 시간 야외활동이나 운동을 하는 사람들도 자외선차단제를 미리 바르고 햇볕으로 나가는 것을 당연하게 여깁니다. 일상에서는 자외선차단제를 바르지 않고 장시간 직사광선을 쬐는 것보다 잠시도 햇볕을 쬐지 않는 것을 더 주의해야 합니다.

피부색소 침착을 유발한다고 알려진 자외선A^{ultraviolet A,} ^{UVA}는 심혈관질환을 예방하고 이완기혈압을 낮춥니다. 피부암을 일으키는 원인으로 알려져서 햇볕을 피부암의 주범으로 만든 자외선B^{ultraviolet B, UVB}의 특정 파장대는 악성 건선에 광光치료로 이용됩니다.

무엇보다 UVB를 쬐어야 체내에서 비타민D가 합성되고 뼈가 튼튼해집니다. 광합성을 통해 우리 몸에 자연적으로 만들어지는 비타민D는 각종 질병을 예방하고 최적의 건강상태를 유지하는 데 중요한 역할을 합니다. 우울증을 예방하고 면역력을 높이며 염증 발생도 억제하고 각종 암을 예방하는 데 도움이 됩니다. 비타민D 수치는 1밀리리터당 30~100나노그램 정도를 정상으로 보지만, 신체적·정신적 건강을 위해서는 1밀리리터당 40~70나노그램 정도를 유지하라고 권장합니다. 암 환자라면 1밀리리터당 80~100나노그램 정도를 유지하는 것이 좋습니다. 햇볕으로 자연 합성되는 비타민D가 부족하다면 경구용 비타민D로 보충해서 적정 수치를 유지해야 합니다. 진료실에서 만나는 우울증, 갱년기우울증, 불면증, 자율신경실조증 환자들은 비타민D 수치가 극도로 낮습니다. 실제로 날씨와 우울증의 관계에 관한 수많은 연구 결과에 따르면 일조량이 적은 계절에는 우울증, 불면증 환자가 늘어난다고 합니다.

일상에서 비타민D 수치를 높이는 방법으로는 햇볕 샤워를 하면서 경구용 비타민D와 각종 버섯을 섭취하는 것이 좋습니다. 버섯은 비타민D를 공급하는 흔치 않은 식재료입니다. 햇볕 샤워는 햇볕이 너무 강하지 않은 시간에 매일 10~20분씩 진행합니다. 자외선차단제를 두껍게 바르면 비타민D 합성이 방해를 받으니, 피부가 민감한 얼굴 정도에만 자외선차단제를 바르고 팔다리는 그대로 노출시키는 것이 햇볕을 약으로 잘 활용하는 방법입니다. 단 자외선차단제를 바르지 않고 햇볕에 피부를 노출시킬 때는 피부 특성에 따라 피부가 발갛게 자극되지 않도록 노출 시간을 조절해야 합니다. 햇볕은 잘만 쬐면 몸과 마음의 병을 치료하는데 가장 좋은 약입니다.

자연의 힘을 이용하라

동양의학에 평소 관심이 있다면 인체는 소우주小宇宙라는 말
을 들어보았을 것입니다. 자연이 대우주大宇宙라면 인체는
소우주입니다. 대우주와 소우주가 조화를 이뤄야 사람도 자
연도 건강하다는 것이 동양의학의 기본 철학입니다. 동양의
학에서는 사람을 치유하는 데도 건강한 자연의 힘이 크게
작용을 하기 때문에 사람이 건강하려면 자연도 건강해야 한
다고 봅니다. 오늘날 탄소중립, 친환경 등을 외치는 사람들
의 인식과 크게 다르지 않습니다.

동양의학에서 말하는 건강한 자연의 힘을 이용한 치유는
근본적으로 부교감신경을 활성화시켜 교감신경과 상호작
용하도록 한 다음 체내의 항상성을 유지하는 것입니다. 사
람은 어떤 것을 보느냐에 따라 뇌파도 달라지고 심리 상태
도 달라집니다. 특히 교감신경을 안정시키고 부교감신경을
활성화하기 위해서는 더더욱 무엇을 어떻게 보는지가 중요
합니다. TV, 컴퓨터 모니터, 스마트폰 화면, 실내조명 불빛
등의 지나치게 밝은 자극은 교감신경을 항진시켜 심리적으
로 불안과 긴장을 유발합니다.

반면에 녹색과 푸른색은 편안하거나 심리적으로 안정된

상태에서 나타나는 알파파(8~13헤르츠)와 내면에 집중했을 때 나타나는 세타파(4~8헤르츠)를 형성해 부교감신경 활성에 도움이 됩니다. 자연이야말로 천연의 녹색과 푸른색이 많은 곳입니다. 그래서 숲과 바다를 가까이하고 자주 봐야 합니다. 오늘 하루 지쳤다면 스스로에게 녹색을 보는 시간을 처방해보세요. 그냥 바라만 봐도 됩니다. 스마트폰 화면 속 숲 사진이든 컴퓨터 바탕화면이든 상관없으니 녹색 자연을 눈에 가득 담아보세요.

소음 또한 몸을 계속 긴장하게 만드는 요인입니다. 심장박동을 느리게 하고 심신을 안정시킬 부교감신경을 활성화하려면 기계음, 싸우는 소리, 잡음 등의 소음으로부터 멀어지고 좋은 소리와 가까워져야 합니다. 가장 좋은 소리는 바로 자연의 소리입니다. 파도나 잔잔한 시냇물이 흐르는 소리 같은 자연음에는 생체리듬이 반응해 심신이 이완되고 스트레스가 풀립니다. 계곡이나 물가에 많은 음이온도 자율신경계를 진정시키며 혈액순환을 돕습니다. 음악도 전자기기를 이용해 만들어진 음악보다는 언플러그드, 클래식 악기로 연주한 음악이 뇌를 평안하게 하고 부교감신경을 활성화합니다.

냄새에 따라서도 뇌 반응이 달라집니다. 매캐한 매연이

나 탄 냄새, 실내 환기가 안 된 냄새 등을 맡으면 뇌가 빠르게 피곤해집니다. 어떤 향기를 맡느냐에 따라 뇌는 각성, 흥분, 진정, 집중, 편안함 등을 느끼는데, 향기가 코를 통해 뇌에 도달하고 대뇌피질이 반응하면서 교감신경이 흥분되거나 안정되기 때문입니다. 울창한 숲에서 나는 나무 냄새 같은 자연의 냄새는 심리적 안정이나 뇌파 안정에 도움이 되는 부교감신경을 활성화합니다.

자연을 직접 손으로 만지고 몸으로 체험해도 심리적인 안정과 휴식을 얻을 수 있습니다. 뇌의 피로를 풀고 부교감신경을 활성화하기 위해서는 맨발로 직접 흙을 밟고 물속에 발을 담그고 물장구치거나 걸으면서 식물이나 나무를 만지는 것이 좋습니다. 그래서 흙을 만지고 식물을 직접 키우는 원예활동이 정신건강에 이롭다는 연구 결과도 많이 나오고 있습니다.

화학섬유로 된 옷, 뻣뻣하고 무거운 옷, 장신구가 많고 불편한 옷 대신 순면이나 자연소재로 만든 옷을 입는 것 역시 좋습니다.

불행하게도 우리가 먹고 마시는 음식에는 교감신경을 자극하는 성분이 많은 편입니다. 커피, 홍차, 탄산음료, 맵고 자극적인 음식, 양념이 많이 들어간 음식은 모두 교감신경

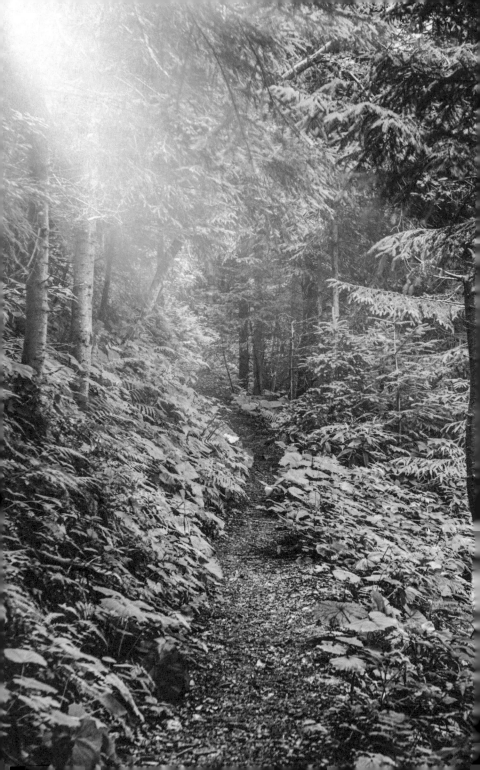

을 각성시킵니다. 술도 마찬가지입니다. 특히 과도한 음주는 교감신경을 자극하고, 자는 동안 해독과정에서 탈수 현상을 일으킵니다. 과음한 다음 날 숙취가 심하거나 호흡이 불편하거나 팔다리가 저리거나 집중력이 떨어진다면 뇌파에도 악영향을 끼치는 것입니다. 다시 말해 교감신경이 항진되어 자율신경계 균형이 깨진 상태입니다.

부교감신경 활성에 도움이 되는 것은 담백한 맛, 순한 맛, 간이 세지 않은 맛, 자연에서 우러난 맛입니다. 자극적인 조미료가 들어가지 않은 맛이지요. 자연에서 얻은 재료로 만든 음식들이 바로 이런 맛을 냅니다. 이런 음식은 맛도 깊고 좋지만 먹고 나서도 몸이 붓지 않으며 소화도 잘되고 심리적인 안정감도 줍니다.

우리는 몸보다 뇌를 많이 사용하는 시대를 살고 있습니다. 가만히 앉아 컴퓨터나 스마트폰을 이용해 많은 일을 처리합니다. 그러니 눈이 빨리 피로하고, 뇌가 온갖 메일과 메시지 알람에 집중력을 빼앗기는 등 항상 긴장한 상태를 유지하도록 교감신경을 항진시켜 자율신경계 균형을 깨뜨릴 수밖에 없습니다. 교감신경이 항진되어 상열하한上熱下寒, 곧 기운이 머리쪽으로만 올라가 뇌에 피로가 쌓이고 하체는 차가워지는 병적인 상태가 되면 뇌에 과부하가 올 수밖에 없지요. 이 상열하한의 시대를 살면서도 건강한 몸과 마음을 유지하려면 대우주인 자연과 조화를 이룰 수 있도록 생활습관을 바로잡아야 합니다.

8.
마흔에게 필요한 운동은
어떤 것일까

어머니들은 '뼈마디가 욱신거리고 아프다' '관절 여기저기가 아프다'라고 많이 이야기합니다. 실제로도 여성이 남성에 비해 근골격질환의 발병률이 적어도 두 배에서 많게는 여덟 배 더 높다고 합니다. 왜 남성보다 여성에게 관절질환이 많이 발생할까요?

여성은 임신과 출산 과정에서 하체 관절에 무리가 많이 갑니다. 출산을 많이 한 여성일수록 관절염 발생 확률이 높다는 연구 결과도 있는 것을 보면 임신과 출산이 관절에 무리가 되는 것은 확실합니다. 일반적으로 몸무게가 5킬로그램 늘어나면 걸을 때는 20킬로그램, 계단을 오르내릴 때는 35킬로그램의 하중이 무릎에 가해집니다. 이렇게 본다면 임신 7개월에 접어든 임산부의 경우 몸무게가 10킬로그램 정도 늘어난 상태이므로 걸을 때는 40킬로그램, 계단을 오르내릴 때는 70킬로그램의 하중을 무릎이 견뎌야 하는 셈입니다. 그러니 임신 횟수가 많았던 여성일수록 무릎 통증을 자주 느끼는 것은 당연합니다.

요즘에는 40~50대 여성에게 주로 발병하던 관절통이 20~30대 여성에게도 많이 발생하고 있습니다. 특히 장년, 노년층이 주로 퇴행성 관절질환을 겪는 것과 달리, 젊은 여성들에게서는 면역기능이 떨어져서 염증이 생기는 류머티즘관절염이 많이 발생합니다. 류머티즘관절염 환자의 75퍼센트 이상이 여성이라는 사실은 이미 잘 알려져 있지만 이제는 젊은 사람들 역시 안심할 수 없는 상황인 것입니다. 실제로 2009년 대한류마티스학회가 류머티즘관절염 진단을 받은 환자 2,000명에게 설문한 결과, 39퍼센트가 30대 이하일 때 처음 진단받았다고 응답했습니다. 20대 이하에 진단을 받은 환자도 15퍼센트에 달했습니다.

류머티즘관절염은 관절의 노화 때문에 장노년층에서 발생하는 퇴행성 관절질환과는 다릅니다. 이 병은 신체 내 면역체계가 무너져 관절에 발생한 염증이 연골과 뼈까지 파괴하는 무서운 병이지요. 또한 어머니가 관절염으로 고생하면 딸도 관절염에 걸릴 확률이 높고, 출산 뒤 관절염에 걸릴 위험도 큰 것으로 보고되고 있습니다. 이 때문에 여성이라면 관절염을 예방하는 습관을 가져야 합니다. 특히 다이어트, 바디프로필을 찍기 위한 위한 운동보다는 건강을 위한 운동을 우선해야 합니다. 그렇다면 노화를 지연시키기 위해서는 어떻게 운동해야 할까요?

근력 감소를 늦춰라

남녀를 불문하고 근육량은 30대부터 매년 1퍼센트씩 감소해서 80세에 이르면 총 근육량의 40~60퍼센트를 잃게 됩니다. 그리고 중년 이후에는 줄어든 근육량 때문에 노화가 촉진되고 각종 질병이 생깁니다. 한의학에서는 근육이 간기능과 밀접하게 관련되어 있다고 봅니다. 근육이 튼튼할수록 간기능과 함께 오장육부의 기능도 좋아진다고 보는 것이지요. 근력운동을 하는 여성과 그렇지 않은 여성을 비교했을 때, 근육 감소량의 차이만큼 노화 속도에 차이가 나는 것은 당연합니다.

다이어트를 위해 달리기나 걷기 등의 유산소운동만 하려는 여성이 많습니다. 하지만 근력운동을 해서 근육량이 늘어나야 근육이 지방을 태웁니다. 그래서 살을 빼려면 유산소운동과 근력운동을 병행해야 합니다. 완경 후에는 여성호르몬 분비가 급격히 감소하면서 골밀도가 현저하게 낮아져 골다공증의 발생 위험이 높아집니다. 따라서 완경된 여성은 근력운동을 통해 뼈 손실을 막고 골밀도를 높여야 합니다. 완경 전인 3040 여성이 미리 근력운동을 꾸준히 하면 완경 이후에도 골밀도 감속도를 늦출 수 있지요.

근육량이 줄어드는 질병인 근감소증은 각종 만성질환을 유발합니다. 특히 근육의 50퍼센트가 몰려 있는 허벅지 근육이 감소하면 인슐린 저항성insulin resistance이 증가해서 당뇨병 발생 위험이 높아진다는 연구 결과가 있습니다. 평소 근력운동을 해서 허벅지를 단단하게 유지한 사람은 당뇨병 발생을 예방할 수 있는 것입니다.

서울대학교병원 가정의학과에서 약 6년 동안 20~39세 성인 372만 명의 빅데이터를 분석한 결과, 근육량이 적은 사람은 심장병이나 뇌졸중 등 심혈관질환의 발병 위험도 높다고 발표했습니다. 특히 여성의 경우 체지방질량지수body fat mass index, BFMI가 1제곱미터당 1킬로그램 늘어날 때마다 심혈관질환 발생 위험이 32퍼센트 높아진다고 합니다. 이처럼 근력운동을 하면 체지방도 줄이고 각종 질환에 걸릴 위험도 줄이는 효과를 볼 수 있습니다. 그 밖에도 근육을 더 강화하면 척추를 지지하는 힘이 좋아져 허리통증이나 무릎 통증이 줄어들고 자연스레 몸의 자세가 좋아집니다. 신체적으로 건강해질 뿐 아니라 자신감도 생기고 행복감을 느끼게 하는 엔도르핀endorphin도 분비됩니다. 그래서 운동을 꾸준히 하면 스트레스가 줄어들고 활력이 생기며 행복감이 높아집니다. 부교감신경이 활성화되면서 혈액순환이 좋아지고 정신적으로 느긋함이 생깁니다.

근력운동은 꼭 기구를 이용하거나 헬스장에 가서 해야만 하는 것이 아닙니다. 맨몸으로도 얼마든지 할 수 있습니다. 두 발을 어깨너비로 벌린 후 허벅지가 지면과 평행이 될 때까지 쪼그려 앉아 버티는 스쾃은 하체 근력을 키우고 척추도 튼튼하게 만들어주는 좋은 운동입니다. 또 팔굽혀펴기 자세로 다리를 엉덩이 너비로 벌린 채 가능한 한 오래 버티는 플랭크는 복부, 등, 어깨 근육을 강화하는 효과 만점의 코어 운동입니다. 무릎을 굽힌 채 등을 대고 천정을 보고 누운 다음, 팔과 손바닥 그리고 발바닥은 바닥에 붙인 채로 엉덩이를 들어 올리는 브리지 역시 허벅지 근육과 척추를 튼튼하게 하는 운동입니다.

하지만 운동을 시작한다고 해서 근육량이 기대만큼 바로 늘어나지 않습니다. 매일 하다가 며칠만 쉬더라도 금세 줄어드는 것이 근육량입니다. 게다가 모든 근력운동은 12주 이상 매일 꾸준하게 해야 기초체력이 좋아지고 면역력이 향상되며 수면의 질이 좋아지는 등의 효과를 볼 수 있습니다. 남은 평생을 해야 하는 숙제인 셈이지만, 그만큼 나에게 돌아올 이익도 크다는 것을 명심하고 쉬고 싶더라도 꾸준히 하는 습관을 갖길 바랍니다.

계속 걷기 위해 걸어라

앞에서도 이야기했듯이 노화를 늦추는 대표적 방법은 소식, 운동, 체온조절입니다. 그중에서도 운동은 신진대사가 원활하게 이루어지도록 돕고 면역력을 높이며 정신적인 활력을 유지할 수 있게 해줍니다.

　다만 완경 이후 노년이 되어서는 젊을 때만큼 매일 스쿼트나 플랭크를 땀이 날 정도로 할 수 없습니다. 이미 관절에 통증이 있다면 더더구나 무리하면 안 됩니다. 그렇다면 매일 꾸준히 할 수 있으면서도 관절에 무리를 주지 않고 근육과 관절을 튼튼히 해주며 정서적으로도 도움이 되는 운동에는 어떤 것이 있을까요?

한의학적인 관점에서 노화를 지연시키려면 다음과 같이 운동해야 합니다. 첫째, 전신을 동시에 움직여야 합니다. 기혈순환, 림프순환에 문제가 생기면 노화뿐 아니라 대사질환에도 취약해집니다. 둘째, 오래 할 수 있는 저강도 운동이 좋습니다. 셋째, 근력이 좋아져야 합니다.

이 조건을 다 갖춘 운동이 바로 '걷기'입니다. 나이가 들수록 다리 근력이 약해지면 말초에서 심장으로 돌아가는 혈액의 펌프질이 약해지니 혈액순환도 잘 이루어지지 않습니다. 실제로 사고나 질병 때문에 오랫동안 누워 지낸 사람일수록 다리 근력이 현저히 떨어지면서 전반적인 신진대사에 문제가 생깁니다. 근육의 50퍼센트는 두 다리에 있으니, 다리 근력을 되찾아야 신진대사가 좋아질 것입니다. 강한 다리를 장수의 상징으로 여기는 것은 바로 이 때문입니다. 다시 말해 다리 근력이 튼튼하도록 관리하는 것은 노화를 지연시키는 최우선의 방법입니다.

발은 인체의 축소판입니다. 한의학에서는 발을 제2의 심장이라고 할 정도지요. 발바닥은 몸의 모든 기관과 연결되어 있습니다. 그래서 몸이 무겁고 지칠 때 발 마사지를 받으면 몸이 개운해지고 가벼워집니다. 기혈순환이 이루어지지 않아 혈류가 정체되고 몸이 붓고 울혈이 생기며 배변도 원활하지 않을 때가 있습니다. 이 경우 발바닥을 골고루 자극하면 정체되었던 혈류가 풀리고 대사순환이 개선되며 노폐물 배설이 촉진되며 당연히 부기가 빠지고 혈색이 좋아지지요.

그만큼 다리 근력을 키우고 발을 잘 관리하는 것이 노화를 효과적으로 늦추는 방법인데, 이를 위해서는 매일 꾸준히 걷는 것만큼 좋은 운동이 없습니다. 걷기는 발과 다리 근력을 강하게 만들어주며, 심장을 튼튼히 하고 말초신경까지 혈액순환이 잘되도록 돕습니다. 걷는 동안에는 세로토닌serotonin이 활발하게 분비되어 행복감을 느끼며 우울함이 없어집니다. 따로 시간을 내어 걷는 것도 좋지만, 오래 앉아 있는 습관이 일상화되어 있다면 틈틈이 걸어야 합니다. 매일 30~40분 이상 걷는 것이 가장 좋습니다.

맨발로 흙을 밟는 순간 일어나는 변화

혹시 맨발로 걸어본 경험이 있나요? 장소가 어디든 상관없이 맨발로 걷는 것을 어싱earthing이라고 합니다. 누구라도 신발을 벗으면 기분이 가볍고 즐겁습니다. 발을 싸매고 있던 것을 풀고 무게도 느낄 수 없어서 자유롭고 홀가분하니 신발을 벗어버린 자체만으로도 이미 치유를 시작한 것과 마찬가지입니다. 이렇게 자유로움을 느낄 수 있는 어싱은 접지接地를 하는 행위입니다. 접지란 전기회로를 땅에 연결해서 전위값을 0으로 만드는 것인데, 전류가 흐르던 도체를 땅에 접지하면 전류가 흐르지 않지요. 어싱은 지구라는 거대한 음전하 덩어리에 양전하를 가진 사람이 접지하는 원리입니다.

사람 몸에는 양전하를 가진 미세한 전류가 흐릅니다. 그래서 겨울이면 정전기 때문에 옷이 피부에 달라붙죠. 현대에 들어와 인간의 몸이 각종 전자파에 과도하게 노출되면서 몸속에 양전하가 계속 축적되고 있습니다. 그런데 양전하는 활성산소를 만들어내고 다양한 염증이나 질병을 유발하며 노화를 촉진합니다. 실제로 우리 몸에 아픈 곳이 생기면 통증 부위에는 음전하와 양전하의 차이가 커지고, 기혈이 정체되어 불통不通하면서 통痛(아픔)이 발생합니다. 침 치료의 원리는 통증 부위 음양의 전하 차이를 없애기 위해 인체에서 전기가 가장 많이 모이는 경혈經穴에 침을 놓아 전하가 서로 통하게 하는 통즉불통通則不痛(통하면 아프지 않는다)입니다.

맨발로 흙을 밟으면 몸의 양전하가 땅의 음전하를 만나 접지됩니다. 그 순간 전하교환이 일어나 사람 몸의 전류는 0 이 되고 몸 속의 정전기는 땅으로 빠져나갑니다. 그리고 땅의 음전하는 발바닥을 통해 우리 몸으로 들어와 우리 몸의 세포에서는 음전하와 양전하가 균형을 이루고 에너지 균형이 맞춰집니다.

이 과정에서 우리 몸에 각종 질병을 일으키는 활성산소가 사라지고 염증이 억제되며 혈액순환이 좋아지고 혈관이 깨끗해지며 혈액이 맑아집니다. 특히 혈액의 점도가 낮아져서 혈류가 좋아지기 때문에 심혈관계 기능에 긍정적인 영향을 줄 수 있습니다. 어싱을 하는 동안 체중을 발에 실어 흙을 밟으면 발바닥을 마사지하는 효과도 얻을 수 있습니다. 신발을 신고 걸을 때는 얻을 수 없는 효과입니다.

어싱은 수승화강을 돕는 좋은 방법입니다. 현대인들은 어쩔 수 없이 교감신경이 부교감신경보다 자주 항진되는 생활을 하고 있습니다. 시간에 맞춰 일어나서 움직여야 하고 경제활동을 해야 하며 여러가지 일의 우선순위를 정하고 계획을 세우는 등 교감신경이 어쩔 수 없이 항진되어야만 하는 상황이 늘 발생합니다. 이렇다 보니 뇌가 피곤한 상태일 수밖에 없습니다. 그 결과 쉽게 상열하한이 되어 불면증, 상열

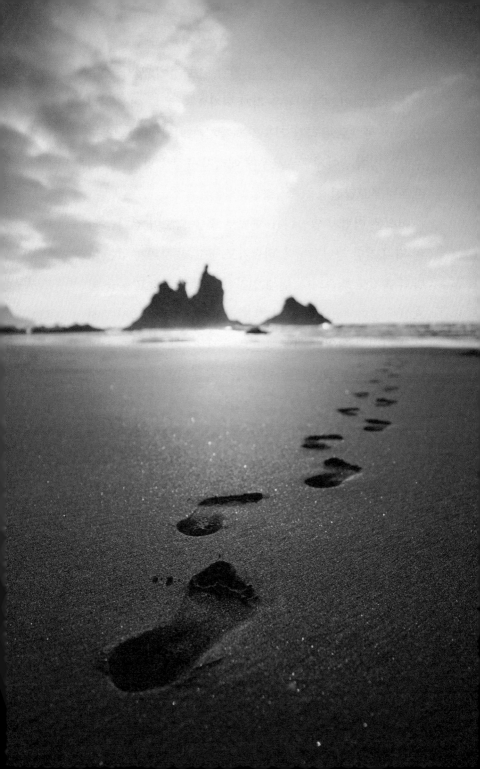

감, 두통, 심장 두근거림, 불안, 긴장, 소화장애, 설사, 수족
냉증 등의 다양한 증상들을 겪게 되지요. 이럴 때 어싱을 하
면 머리 쪽으로 올라간 기운을 하강시켜 뇌의 피로를 풀고
수면의 질이 좋아지도록 도우며 에너지 균형을 맞춰 결론적
으로는 부교감신경을 활성화합니다.

어싱은 어렵지 않습니다. 맨발로 흙을 밟으며 걷기만 하
면 되니 정말 간단합니다. 바닷가도 좋고 집 주위에 있는 나
만의 흙길도 좋습니다. 원래 인간은 맨발로 살았고 흙을 밟
으면서 진화해왔습니다. 그러나 신발이 생기면서 접지 과정
은 사라지고 말았습니다. 맨발로 흙길을 걸으면 원래 인간
이 해왔던 접지 과정으로 다시 돌아가는 것입니다. 지구와
하나가 되는 것이 이렇게나 쉽습니다.

어싱을 할 때도 주의할 점이 있습니다. 산길을 걷는다면
길바닥을 잘 살펴야 합니다. 뾰족한 돌이나 가시 있는 열매
가 떨어져 있다면 발에 상처를 입을 수도 있으니까요. 아스
팔트 길을 걸으면 전하교환이 일어나지 않으니 반드시 흙길
을 걸어야 합니다. 또한 평소에 많이 걷지 않는다면 걷기 전
에 충분히 스트레칭을 해야 합니다.

매일 한 시간씩 맨발로 걷는 것이 가장 이상적입니다. 매
일 한 시간씩 어싱을 위한 시간을 내기가 어렵다면, 일주일

에 한 번 한 시간이라도 맨발로 걷기를 바랍니다.

뼈와 관절을 튼튼히 지키는 음식

- **멸치** = 멸치에 함유된 칼슘은 뼈를 튼튼하게 하고 몸을 구성하는 세 포를 활성화합니다. 통째로 먹을 수 있는 생선이므로 천연 칼슘덩어 리이며 멸치의 칼슘은 식물성 칼슘보다 체내에 잘 흡수됩니다. 어린 이 성장발육과 갱년기 여성의 골다공증 예방에 도움이 되며, 태아의 뼈 형성과 산모의 뼈 성분을 보충하기 위해 추천하는 음식입니다.

- **홍어** = 관절에는 뼈 사이에 윤활유 역할을 하는 고급 단백질인 콘드 로이틴황산chondroitin sulfate이 있는데, 홍어 연골에 특히 많습니다. 그 밖에 가오리, 상어 연골, 지느러미, 달팽이, 우렁, 녹용, 녹각, 돼 지 다리, 소의 도가니 등에도 많습니다.

- **해삼** = '바다의 인삼'으로 비유되는 해삼에는 실제로 인삼에 든 사 포닌saponin 성분이 함유되어 있습니다. 해삼은 해산물 중에서 드물 게 칼슘과 조혈 성분인 철분의 비율이 이상적으로 구성되어 있습니 다. 칼슘과 철분은 치아와 골격 형성, 근육의 정상적인 수축, 혈액응 고 등 여러 가지 생리 작용에 필수입니다. 그래서 해삼은 성장 발육기 의 어린이나 임산부에게 권장하는 식품입니다.

- **도가니** = 도가니에는 단백질과 연골을 구성하는 영양소인 글루코사

민glucosamine과 콜라겐이 함유되어 있습니다. 콜라겐이란 혈관, 뼈, 치아, 근육 등 모든 결합조직의 주된 단백질이자, 피부에 탄력을 주는 특수 고단백이고 글루코사민은 관절염 치료에 탁월한 효과가 있다고 알려진 성분입니다. 물론 도가니의 여러 가지 유효 성분은 몸에 들어가서 완전히 소화된 다음 다시 그 성분으로 합성되는 과정을 거쳐야 합니다. 하지만 단백질과 관절 연골 성분의 공급원으로 좋은 것은 분명합니다.

여름, 무더위를 이기는 제철 식재료

여름 보양식이라고 하면 가장 먼저 떠올리는 삼계탕은 남성을 위한 자양 강장 음식으로 생각하기 쉽습니다. 하지만 정작 여름 보양식은 몸이 냉하고 근육량이 적어서 냉방병에 취약한 여성에게 더 필요합니다. 닭, 수삼, 찹쌀, 마늘을 넣고 삼계탕을 끓이면 각 재료의 뜨거운 성질이 더 강해지는데, 이런 삼계탕을 먹으면 찬 음식을 많이 먹어 속이 차가워지고 배탈이 자주 나는 여름철에 위장을 보하고 배가 따뜻해집니다.

추어탕 역시 미꾸라지에 양질의 단백질 함유되어 있고 라이신 lysin, 류신leucine 등 각종 필수아미노산이 풍부해서, 면역력을 길러주는 자양 강장식으로 꼽힙니다. 또한 미꾸라지는 소화기능이 떨어지는 여성에게 좋습니다. 미꾸라지의 미끌미끌한 점액 성분인 뮤신mucin이 위장의 점막을 보호하고 소화기능을 원활하게 해주기 때문입니다. 미꾸라지를 뼈째 갈아 만들거나 통째로 넣어서 끓인

추어탕은 칼슘 함량이 매우 높은 편이어서 성장기 어린이나 골다공증 위험이 있는 완경기 여성이 먹으면 좋습니다.

장어는 역시 여름에 땀으로 빠져나간 기력을 보충하는 최고의 보양식입니다. 장어를 뜻하는 한자 '만鰻'을, '매일[日] 네[四] 번 먹어도 또[又] 먹고 싶은 물고기[漁]'라는 뜻으로 풀이할 정도지요. 장어에는 비타민 A, B군, C가 풍부해서 피부미용에 좋고 피로를 풀어주며 노화를 방지하는 효능이 있습니다. 뮤신이 풍부해 소화기능이 떨어진 중년 여성에게도 좋습니다. 하지만 복숭아와 함께 먹으면 복숭아의 유기산이 장어의 지방 소화를 방해해서 설사를 일으킬 수 있으니 주의해야 합니다.

여름 더위를 식히는 비름나물

자주 먹으면 장수한다고 해서 '장명채長命菜'라고도 불리는 비름나물은 성질이 차기 때문에 몸의 열기를 식혀 여름철 건강 관리에 좋은 식재료입니다. 아미노산이 많아 간기능 회복에 좋고 비타민이 풍부해서 피로회복에 도움이 됩니다. 철분도 풍부해서 빈혈을 예방하고 산모에게도 좋으며 여름철 어지럼증을 완화하는 효과도 있습니다.

또한 비름나물에는 칼슘이 풍부해서 한 접시만 먹어도 우유 한

컵 분량의 칼슘을 섭취할 수 있습니다. 골밀도 감소를 예방하고 뼈와 치아를 튼튼하게 만들기 때문에 '칼슘의 왕'이라는 별명이 있을 정도입니다. 항산화 성분인 베타카로틴β-carotene이 풍부해 암 예방에도 도움이 됩니다. 식이섬유도 많아서 장운동을 촉진하고 숙변을 제거하기 때문에 변비를 예방하고 다이어트에도 좋습니다.

대부분의 나물에는 쌉싸름한 쓴맛이 있습니다. 하지만 비름나물은 쓴맛이 강하지 않고 담백해서 된장, 고추장, 참기름, 들기름 등 어떤 양념으로 조리해도 잘 어울립니다. 비름나물을 데쳐서 된장, 마늘, 참기름에 조물조물 무쳐 먹어도 맛있고 밥에 얹어 고추장을 넣고 비벼 먹어도 좋습니다. 비름나물과 양파를 넣어 냉국을 만들거나 쑥떡을 만들듯이 비름떡으로 먹어도 됩니다. 다만 비름나물은 성질이 차기 때문에 평소 설사나 배앓이를 자주 하는 사람은 많이 먹지 않아야 하고, 되도록 삶거나 데쳐서 조리하는 것이 좋습니다.

가지로 모자란 수분을 채워라

사람의 몸에 수분이 모자라면 탈진 상태에 이르거나 요로결석에 걸리기 쉽습니다. 그래서 평소 물을 자주 마셔야 하며 음식으로도 적절하게 수분을 공급해야 합니다. 가지는 수분 94퍼센트로 이루어져 있으며 쉽게 구할 수 있고 다양한 요리의 재료로 쓸 수 있기 때문에 일상생활에서 꾸준히 수분을 섭취하는 데 활용하기 좋은 식재료입니다.

한의학에서는 가지를 '가자茄子'라는 약명으로 부르는데, 찬 성질이 있어 열을 내리고 혈액순환을 도우며 통증을 멎게 하고 부종을 없애는 작용을 하기 때문에 열이 많거나 혈압이 높은 사람에게 처방합니다. 특히 가지의 보라색 색소인 안토시아닌anthocyanin은 항산화 성분으로 항암 효과가 뛰어나서 노화 속도를 늦추고 암을 예방하는 데 도움이 됩니다.

가지는 민간요법에서 천연소염제로 사용할 정도로 항염 효과가 뛰어나 여름철 식중독을 예방하는 데도 도움이 됩니다. 또 폴리페놀polyphenol 성분이 풍부해서 인슐린insulin 분비를 증가시키고 혈당을 낮춥니다. 특히 가지 꼭지에 항염 성분과 안토시아닌 성분이 많아 말린 가지 꼭지를 끓인 물로 양치질을 하거나 입안을 헹구면 잇몸 질환을 예방하는 데 좋으며 차로 우려내 마시면 시력 개선, 혈관질환 예방에도 도움이 됩니다.

가지는 열량이 낮아 기름에 볶아 먹어도 좋습니다. 또한 밥을 하면서 뜸 들일 때 썰어둔 가지를 밥 위에 얹어 가지밥으로 만들면 가지를 싫어하는 어른들도 맛있게 먹을 수 있습니다.

감자는 여름에 먹어야 좋다

봄에 심어서 장마 전에 수확하는 감자는 여름에 먹어야 가장 맛있으며 영양가도 높습니다. 감자는 탄수화물이 주성분이지만 '밭의 사과'로 불릴 만큼 비타민C가 풍부합니다. 여름철에는 감자를 하루에 중간 크기 한 개만 먹어도 피로가 풀리고 감염과 싸우는 데 필요한 하루 권장 비타민양의 20~30퍼센트를 섭취할 수 있습니다. 이는 사과보다 두 배나 더 많은 양입니다. 그리고 과일이나 채소의 비타민과는 달리 감자의 비타민C는 전분으로 싸여 있어서 열을 가해도 잘 파괴되지 않아 익혀서 먹어도 비타민C를 충분히 섭취할 수 있습니다.

속 쓰린 사람은 감자를 먹으면 도움이 됩니다. 특히 위궤양이 있다면 감자를 먹어야 합니다. 감자의 녹말과 판토텐산pantothenic acid 등이 위 점막을 강화하고 진정작용을 하기 때문에 위궤양 치료에 효과적입니다. 속 쓰림이 심한 사람은 위산이 적은 아침 공복에 껍질 벗긴 생감자를 갈아 마시면 좋습니다.

또한 칼륨 함유량이 높아 고혈압의 원인인 나트륨을 배출하기 때문에 짠 음식을 많이 먹거나 혈압이 높은 사람에게 좋습니다. 섬유질 함유량도 풍부하며 체내 인슐린 분비에도 영향을 끼쳐서 혈당 수치를 적절하게 조절하는 데 도움이 됩니다. 감자의 사포닌 성분은 호르몬 분비를 촉진하고 콜레스테롤을 녹여 피를 맑게 해주

기 때문에 성인병에 좋고, 이뇨利尿작용을 해서 부기를 빼는 효과
도 있습니다.

감자에는 단백질과 지방이 부족한데, 우유나 치즈 같은 유제품
을 곁들어 먹으면 영양 성분의 균형을 맞추고 칼슘까지 충족시킬
수 있습니다.

입맛 없고 소화가 안 될 때는 옥수수

중국 명나라의 약학서 《본초강목本草綱目》에서는 옥수수를 "속을
편안하게 해 위의 기능을 강화하고 소변이 잘 나오게 하는 식품"이
라고 했습니다. 한의학에서도 체내 순환을 조절하고 식욕과 소화
를 촉진하며 마음을 가라앉히는 효능이 있다고 봅니다. 실제로 여
름철에 입맛 없을 때 옥수수를 먹으면 비타민B₁도 보충되고, 여름
철 식욕부진이나 무기력 증상을 완화하는 데 도움이 됩니다.

옥수수는 '곡식 중의 곡식'이라 불릴 정도로 주성분인 탄수화물
외에도 단백질과 필수지방산, 비타민E 등을 풍부하게 함유하고 있
어서 식사 대신 먹어도 충분할 정도로 영양가가 풍부합니다. 옥수
수 씨눈에는 생물학적 항산화 성분인 토코페롤tocopherol(비타민E)
이 풍부해 성인병 예방과 노화 방지 효과가 뛰어납니다. 옥수수는
찌거나 삶아 먹을 때 항산화 성분이 더 많이 생성되고 심장병과 암

예방에도 도움이 됩니다. 뜻밖에도 옥수수를 먹으면 이가 튼튼해 집니다. 옥수수의 베타시토스테롤beta-sitosterol은 잇몸질환 치료제 의 주성분으로 쓰일 정도입니다.

옥수수수염차가 다이어트에 좋다고 해서 마시는 사람이 많습니 다. 옥수수수염은 한약재로 '옥미수玉米鬚'라고 부르고, 부기를 빼 거나 이뇨작용을 하는 약재로 처방합니다. 혈압과 혈당을 낮추는 효능이 있는데, 부종이 있는 사람은 옥수수수염을 햇볕에 잘 말려 보리차처럼 끓여 마시면 됩니다. 그러나 체지방을 분해하는 효과 는 크지 않습니다.

여름에는 어떤 과일을 먹어야 할까?

땀을 많이 흘리면 몸이 산성으로 변하기 쉽습니다. 이때 알칼리성 식품인 참외를 많이 먹으면 체내 산성도의 균형을 유지하는 데 도 움이 됩니다. 썰어서 냉장고에 넣었다가 시원하게 먹으면 갈증도 없어지고, 참외에 함유된 포도당과 과당이 인체에 빨리 흡수되어 피로와 탈수증 회복에도 도움이 됩니다.

참외는 칼륨 함량이 높아 이뇨작용을 도와주기 때문에 몸속 수 분과 노폐물을 적절히 배출해서 몸의 부기를 가라앉힙니다. 참외 에 풍부한 쿠쿠르비타신cucurbitacin 성분은 항암 효과가 탁월하기 때문에 참외를 꾸준히 먹으면 암세포가 확산되는 것을 방지할 수 있습니다. 몸의 유해균을 없애고 해독시키는 효능도 있어서 식중독 예방과 간기능 회복에도 도움이 되며 황달 치료에도 효과적입니다. 특히 참외는 임산부에게 좋은 과일입니다. 참외에 비타민B$_9$인 엽산folacin이 풍부하게 들어 있기 때문입니다. 또한 참외씨 기름 100그램에는 토코페롤 27.5밀리그램이 들어 있어 노화 지연 효과도 있는 것으로 밝혀졌습니다.

참외는 변비에 좋지만 반대로 설사를 일으키기도 합니다. 몸이 차서 자주 배가 아프고 설사를 하거나 위가 약해 소화가 잘 안되는 경우에는 주의해서 먹는 것이 좋습니다. 어린이도 한 번에 많이 먹지 않아야 하고 너무 차갑게 먹거나 땅콩과 함께 먹는 것은 좋지 않습니다.

무더위에도 몸이 차가워진다면 속부터 뜨겁게

날이 더우면 우리 몸은 체온을 조절하기 위해 땀을 흘립니다. 이 과정에서 체질에 따라 몸속이 차가워져서 배탈이 자주 나고 수족냉증이 더 심해지는 사람이 있습니다. 이런 사람은 여름에 성질이 더운 고추를 먹는 것이 좋습니다. 고추는 귤보다 아홉 배나 많은 비타민C를 함유하고 있어서, 여름철 피로회복에 좋습니다. 고추의 매운맛을 내는 캡사이신capsaicin이 지방 분해를 돕기 때문에 다이 어트에도 좋습니다. 그리고 항산화 성분인 베타카로틴이 풍부해서 노화 방지와 암 예방에 효과가 있습니다.

3

기氣

느리게 나이 들기 위한
최적의 에너지 시스템

사람은 몸에 필요한 에너지를 먹거리로부터 공급받습니다.
그래서 기, 곧 에너지가 좋으려면
당연히 훌륭한 음식을 먹어야 합니다.
굶거나 편향된 식사를 하는 사람의 기는
건강하지 못할 수밖에 없습니다.

9.
찬 기운은 위로,
뜨거운 기운은 아래로

여성의 가장 대표적인 노화 증상 중 하나가 갱년기증후군입니다. 한의학의 고전 《황제내경黃帝內經》〈소문素問〉 제1편 〈상고천진론傷寒辨證論〉에는 "여성이 마흔아홉 살 전후가 되면 천계天癸가 고갈되고 임맥任脈 기능이 떨어져서 더 이상 아이를 가질 수 없다"라고 기록되어 있습니다. 여기서 '천계'는 월경을 뜻하며 '임맥'은 임신을 가능하게 하는 경맥을 뜻하니, '임맥 기능이 떨어졌다'는 것은 '생식능력이 없어졌다', 곧 '임신이 불가능하다'는 의미입니다.

이렇게 완경이 되면 선천적으로 타고난 기운이 급속도로 부족해지는 다양한 신허腎虛 증상이 나타나는데, 이 병증이 바로 갱년기증후군입니다. 신허는 신장의 기운이 부족하다는 뜻입니다.

몸속 열에너지 시스템이 고장 난 사람들

갱년기에 나타나는 다양한 신허 증상은 상열하한으로 인해 발생합니다. 상열감, 불면증, 식은땀, 안구건조, 질건조 등은 음기가 더욱 쇠약해지는 음허陰虛, 수족냉증, 냉증, 부종 등은 양기가 더욱 쇠약해지는 양허陽虛로 인해 나타나는 증상들입니다. 현대 의학으로 설명하자면 호르몬 부족으로 인한 자율신경실조증인 셈이지요. 이러한 갱년기증후군은 초기에 안면홍조, 식은땀, 불면증, 심한 감정기복, 관절통 등으로 시작되고 중기에는 질건조와 위축, 요실금, 손발 저림 등의 증상도 함께 나타납니다. 후기에는 심혈관질환과 골다공증, 심한 불면증과 울화 병증 등으로 남아 60대를 지나 70대까지 증상이 지속되기도 합니다.

《황제내경》이 쓰였을 때는 기대수명이 50세를 넘기기 힘든 시대였으므로 완경 이후의 삶이 몇 년 안 되었을 것입니다. 그래서 당시에는 갱년기증후군을 깊이 있게 다루지 않았습니다. 하지만 현대 여성은 완경 이후에도 평균 40년 이상을 더 살아야 하기 때문에 갱년기를 어떻게 보낼 것인지가 주요 관심사로 떠올랐습니다.

여성에게 많이 나타난다고 알려져 있지만 남성도 흔히

겪을 수 있는 다양한 갱년기 병증은 엄밀히 말하면 나이에 따른 노화 현상입니다. 병적으로 생기는 것이 아니라 나이가 들면서 자연적으로 나타나는 증상이 대부분입니다. 이러한 자연발생적인 신음허腎陰虛 증상, 다시 말해 허열虛熱(몸이 허약해서 나는 열)이 생겨 주기적으로 땀과 열이 나고 수시로 목이 마르며 손발이 화끈거리는 증상은 사람마다 심하고 덜한 차이는 있지만 대개는 2년 정도 후에 자연히 없어집니다. 그러지 않고 5년 또는 10년 이상 상열감, 불면증, 관절통증, 식은땀 등으로 증상이 지속된다면, 자율신경실조증이 고착화되었다고 봅니다.

"난로를 쬐는 것처럼 등 전체에 열이 펄펄 납니다. 그런데 무릎 아래는 너무 시려서 잘 때도 양말을 세 개는 신어야 잠이 와요. 어떨 때는 등의 열감이 가슴으로도 뻗쳐서 잠을 잘 수가 없어서 앉아서 자야 하고요. 이 증상으로 안 가본 병원이 없는데 이유를 모르겠다는 이야기만 합니다." _70세 여성

"발끝부터 종아리, 등, 배, 팔까지 참지 못할 정도로 하루 종일 시려서 잠을 못 자겠어요. 요즘은 버스, 지하철, 가게 어디에서든 에어컨을 틀어대니 온몸이 시려서 외출도 못하겠어요. 갱

년기 때는 너무 땀이 많이 나고 더워서 몇 년 고생했는데, 이제는 온몸이 너무너무 시려서 아무리 담요를 뒤집어써도 소용이 없어요." _**60세 여성**

"몇 해 전 여름부터 땀이 너무 많이 나서 고생하고 있어요. 처음에는 여름이라 그렇겠지 했는데, 추운 날에 잠깐만 난방을 틀어도 얼굴과 머리에서 땀이 비 오듯 쏟아집니다. 화장이 번질 정도여서 매번 얼굴을 휴지로 닦아내는데, 사람 얼굴을 쳐다보기가 민망할 정도예요. 이제는 대인기피증까지 생길 정도로 스트레스가 이만저만이 아닙니다. 올해로 50살이 되었지만 아직 완경 전인데 곧 완경이 될 것처럼 월경량이 확 줄었고, 월경주기도 점점 앞당겨지고 있어요." _**50세 여성**

"2년 전부터 사업이 잘 안되면서 지하철 탈 때나 사람 많은 곳에 가면 심하게 불안해지면서 식은땀이 많이 납니다. 그래서 지하철도 못 타고 사람 많은 곳엘 가질 못합니다. 얼마 전부터는 밖에 나갔을 때 사람이 적어도 불안해지기 시작하면서 온몸에 비 오듯 땀이 흐릅니다. 외출하고 집에 오면 완전히 탈진해서 쓰러져서 자야 돼요. 2년 동안 정신과 약을 먹고 있는데 증상이 별로 좋아지지 않고 그대로고요." _**40세 여성**

열이 치솟는 이유는 교감신경이 과항진되어 있기 때문입니다. 갱년기에 자율신경계 균형이 무너졌기 때문에 교감신경계가 자극받아 혈관이 확장되면 얼굴의 노화가 더 빨리 진행되고 피부가 극도로 건조해집니다. 또한 상열감이 계속되고 감정이 급격히 변하며 만성 불면증에 시달리게 됩니다. 발갛게 달아오른 얼굴이나 가슴의 열이 시간이 지나도 내려가지 않고, 얼음찜질을 해야 하는 경우도 있습니다.

이 상태가 오랫동안 지속되면 교감신경은 더 심각하게 항진됩니다. 한때는 열감 때문에 더운 것을 조금도 못 참던 사람이 몇 년 후에는 시리고 저리고 추워서 힘들다고 호소하기도 합니다. 어떤 사람은 얼굴과 등은 뜨겁고 팔다리는 시려서 침대에 제대로 눕지도 못합니다. 60~70대 환자들이 갱년기증후군으로 고생한다고 이야기하는데, 이런 경우는 갱년기 때문에 생긴 자율신경계 이상이 만성화되었다고 보는 것이 맞습니다.

노화 현상인 갱년기증후군이 20~30대 여성에게서 나타나는 경우도 있습니다. 발에 땀이 많이 나서 하루에 양말을 서너 번씩 갈아신는 여성, 손이 차면서도 땀이 많이 나서 다른 사람과 손도 잡을 수 없다는 여성, 가슴과 등, 얼굴이 너무 뜨거워서 잠을 자지 못해 회사를 그만두고 집에서 나오지 않는 여성도 있습니다. 이처럼 장기적으로 일상생활에서 불편함을 겪고 있다면 젊은 사람이라도 적극적으로 치료해야 합니다.

검사도 어려운 증상, 원인은 무엇일까

얼굴, 가슴, 머리, 목뒤 쪽으로 열이 올라와 내려가지 않는 증상은 병명도 없이 그냥 '상열감'이라는 병증으로만 이야기합니다. 분명히 불편한데, 체온계로 잴 수 있는 열도 아니고 병명도 없는 답답한 증상입니다. 열이 올라온다, 뜨끈뜨끈하다, 뜨겁다 등 주관적인 느낌으로 표현하지만 실제로 체온을 재보면 정상인 것입니다. 한의학에서 냉증이라고 말하는 등, 손발, 다리, 몸통, 가슴, 얼굴, 목뒤 등 신체 특정 부위에 시린감이 심한 증상 역시 주관적인 느낌입니다. 이런 증상은 병원에서 검사해도 수치화할 수 없기 때문에 환자의 주관적인 느낌만으로 진찰을 해야 하는 어려움이 있습니다. 게다가 앞서 말한 사람들처럼 어느 부위는 시린데 어느 부위는 뜨겁다는 경우도 많습니다. 얼굴은 뜨거운데 등은 시리거나, 등은 뜨거운데 발은 시리거나 하니 검사도 병명도 치료방법도 명확하지 않습니다.

원인 역시 불명확하지만 공부, 육아, 업무, 대인관계 등으로 인한 스트레스 때문에 불안, 긴장, 압박감이 있으면 상열감이 더 심해지는 것은 분명합니다. 스트레스를 받으면 교감신경이 항진되어 혈관이 수축하고 근육이 경직되면서 혈액순환에 장애가 생깁니다. 일시적인 스트레스라면 이런 신체 반응이 있다가도 금방 사라집니다. 하지만 오랫동안 스트레스를 겪으면 이런 반응이 지속되고 온몸이나 국소 부위에 참을 수 없는 열이 오릅니다. 이런 증상들을 호소하며 내원하는 환자 대부분은 만성 스트레스에 시달려 심신이 지친 상태였습니다. 스트레스가 만병의 근원이라는 사실은 잘 알려져 있지만, 몸의 열이나 땀과 관련된 증상의 주요 원인이라는 것을 미처 생각하지 못한 경우가 많았습니다.

그렇다면 어릴 때부터 수족냉증을 앓았던 사람들은 무엇이 원인일까요? 한의학에는 비주사말脾主四末, 곧 '소화기(비장)의 기능이 손발의 순환상태를 좌우한다'라는 말이 있습니다. 소화기능이 약하면 수족냉증이 잘 생긴다는 의미입니다. 실제로 임상에서도 시린 몸을 호소하는 사람은 남녀 상관없이 소화기능이 약한 경우가 많았습니다. 소화력이 약해서 식욕이 없고 식사 후에도 나른하고 기력이 떨어지는 사람은 영양상태도 좋지 않고 항상 피곤합니다. 따라서 말초까지 혈액이 원활하게 순환하는 데 문제가 있을 수밖에 없습니다.

이 밖에도 몸을 따뜻하게 유지하는 양기가 떨어졌거나 사춘기나 출산 후 또는 갱년기에 난소호르몬 기능이 떨어지는 등 수족냉증에 걸리는 이유는 셀 수 없이 많습니다. 이런 여성들은 대개 월경주기가 불규칙하고 복부가 차고 손발도 항상 축축하고 차갑습니다. 임신이 쉽게 되지 않는 경우도 있습니다. 그리고 질염이나 방광염을 비롯한 각종 염증에 취약해서 한번 걸리면 염증이 오래 지속되거나 만성적으로 재발하기 쉽습니다. 심장기능과 갑상선기능 저하, 저혈압, 영양실조, 과음, 과로, 흡연 등 때문에도 냉증에 걸릴 수 있습니다. 임상적으로는 두세 가지 원인을 동시에 갖고 있는 사람도 많습니다.

따라서 어머니, 아내, 딸에게 시리고 추운 냉증이 없는지 확인해봐야 합니다. 청소년기에 냉증이 나타나면 학업에도 영향을 주고, 성인이 되어서는 건강을 유지하는 데 걸림돌이 됩니다. 또한 임신, 출산을 거쳐 갱년기에 들어서면 증상이 더 심해질 수 있습니다. 예전에는 체질이라 어쩔 수 없다고 참고 살았지만 이제는 적극적으로 치료하고 관리해야 하는 문제로 인식해야 합니다. 이런 증상이 계속된다면 면역력도 많이 떨어져서 질병에 쉽게 걸립니다. 몸이 시리고 차가운 느낌 자체만으로도 힘든데, 각종 질병에 걸리기 쉬운 병약한 신체가 만들어지는 것입니다.

이러한 증상들은 대개 한의원에서 잘 치료하는 증상입니다. 한의학에서는 주로 한약을 처방하고 약침으로 치료하는데, 처방은 개인의 상태에 따라 달라집니다. 소화기능이 약한지, 신장 기운이 허약한지, 난소기능이 약한지, 신진대사와 혈액순환에 문제가 있는지 등 원인에 따라 호르몬 감소를 늦추고 자율신경계의 균형을 회복하는 치료를 합니다. 만성 스트레스에 시달리고 있다면 심신을 편안하게 하며 기혈순환을 돕는 한약을 처방해서 교감신경의 과도한 긴장을 풀어줍니다. 신진대사를 촉진하며 면역을 보충하는 약침을 주기적으로 시술해 자율신경계 균형을 맞추는 치료도 병행합니다. 체내 열이 잘 조절되지 않는 환자는 대부분 수족냉증 외에 자율신경계 불균형으로 인한 다른 증상도 함께 겪는 경우가 많아서 단순히 몸을 따뜻하는 것에 그치지 말고 근본적인 원인을 치료해야 합니다.

땀 분비를 조절하는 시스템이 고장 난 경우도 마찬가지입니다. 땀 분비 역시 자율신경계에서 조절합니다. 손발, 얼굴, 그 밖의 국소 부위 또는 전신에 땀이 심하게 많이 난다면 자율신경계에 이상이 생긴 것입니다. 이런 사람은 평소에는 괜찮은데 사람 많은 곳에 가거나 불안하고 긴장하면 교감신경이 항진되면서 바로 땀이 축축하게 나거나 비 오듯 흐릅니다. 체질적으로 교감신경이 항진된 사람도 물론 있지만, 앞에서 살펴본 사례들처럼 스트레스 환경이나 성장환경에 따라 또는 임신과 출산을 겪거나 갱년기가 되면 갑자기 다한증excessive sweating이 생길 수 있습니다.

다한증은 땀 분비로 인한 불편의 정도가 중요한 진단 기준이 되는데, 이러한 증상으로 사회생활에 지장을 받거나 일상생활을 하기 힘들다는 판단이 들면 다한증으로 간주됩니다. 다한증 환자 중에서 국소적으로 땀이 많이 난다면 해당 부위의 교감신경을 절제하는 수술을 합니다. 하지만 교감신경은 척추를 따라 온몸에 분포되어 있기 때문에 절제하지 않은 교감신경을 따라 다른 부위에 땀이 나는 보상성 다한증이 생길 수 있어 수술로도 완전히 치료할 수 없습니다. 그리고 검사와 진찰을 통해 특정 질병의 이차적인 증상으로 나타나는 다한증인지도 전문가와 상의해서 확인해봐야 합니다.

수승화강을 원활하게 하라

고장 난 열에너지 시스템을 되돌리려면 상열로 치받쳐 오른 열은 내리고 하한으로 가라앉은 냉기는 올리는, 수승화강의 기본 원리에 따라 치료합니다. 약침, 한약, 섭생법, 식사 지도 등 모든 치료가 수승화강 원리에 따라 진행됩니다. 다시 말하지만 찜통 더위로 인해 자율신경계가 교란되는 폭염 기간에는 수승화강을 돕는 한의 치료가 더 필요합니다. 특히 이 증상들을 비롯해서 화병이나 공황장애가 있는 사람은 전문가의 도움을 반드시 받아야 합니다.

생활 전반도 관리해야 합니다. 몸이 시리고 차다면서도 얼음이 가득한 음료만 마시거나 한겨울에 짧은 하의를 입고 다니면 기혈순환을 방해해 증상이 더 심해집니다. 몸이 시리고 차다면 따뜻한 차나 물을 조금씩 마시고 규칙적으로 생활하면서 에너지가 고갈되지 않도록 주의해야 합니다. 무엇보다 혈액순환이 잘 이루어지게 해야 합니다. 수족 냉온욕은 간단하면서도 매우 효과적인 방법입니다. 손발을 냉온수에 번갈아 약 3분 동안 5회 정도 담그면 됩니다. 단 냉수에서 시작해서 냉수로 끝내세요. 냉온수로 손과 발의 피부에 번갈아 자극을 주면 기혈순환과 대사기능을 촉진하는 효

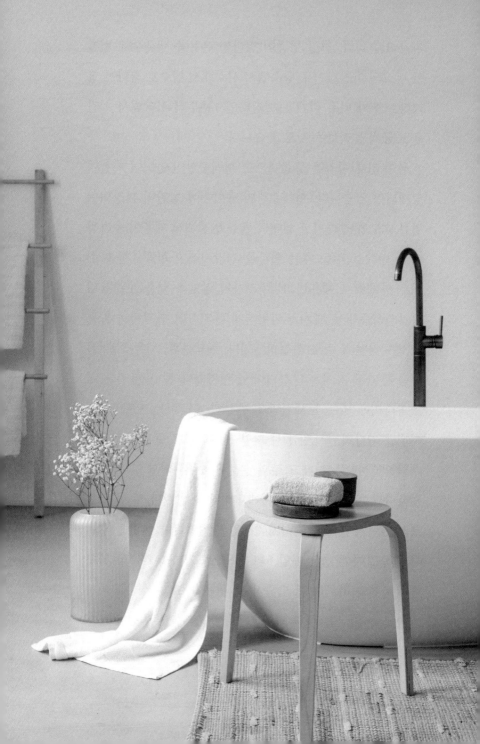

과가 있습니다. 전신 냉증이 있다면 온몸을 냉온수에 번갈아 담그되 마찬가지로 냉수에서 시작해서 냉수로 끝나야 합니다. 3분이 너무 길게 느껴진다면 1분부터 시작해서 시간을 조금씩 늘려보는 것도 좋습니다.

몸이 찬 사람들은 공통적으로 혈액순환이 안되어 기혈이 정체되어 있습니다. 혈액순환이 좋아져야 혈관이 확장되어 혈류 속도가 빨라지고 체내의 열을 발산해서 체온이 올라갑니다. 반대로 추울 때는 혈관을 긴장시키고 혈액순환을 스스로 억제해서 체온이 더 내려가지 않도록 열을 보존합니다. 이렇게 해서 체온을 따뜻하게 유지하면 면역체계 활동에 관여하는 효소도 활성화됩니다. 혈액순환, 체온조절, 면역력 향상 세 가지는 연결되어 있는 것입니다.

팔다리에 있는 모세혈관을 충분히 자극하는 모관운동毛管運動은 간단하면서도 전신 기혈순환에 매우 좋은 방법입니다. 방바닥에 등을 대고 누워 손발을 위로 쭉 뻗습니다. 두 손바닥은 마주 보게 하고 발바닥이 천장을 향하게 합니다. 그러고는 팔다리를 굽히지 않고 손발을 가볍게 흔듭니다. 이 운동을 자기 전에 매일 1~2분씩 하면 팔다리가 가벼워지면서 숙면을 취하는 데 도움이 됩니다.

손바닥에는 오장육부의 중요한 경혈점이 모두 모여 있습

니다. 그래서 몸 상태가 안 좋을 때나 전신 혈행을 원활하게 하려면 자주 자극하는 것이 좋습니다. 손바닥을 주무르거나 비비거나 손뼉을 치는 등의 자극이면 충분합니다. 겨울에 외출할 때는 주머니에 손난로를 갖고 다니면 체온을 올리는 데 도움이 됩니다.

더 나아가 잠을 충분히 자야 합니다. 잠이 부족하면 림프계가 수축되고 교감신경이 항진됩니다. 손발이 차가워지고 혈액순환에 문제가 생기지요. 잠자는 시간이 부족하거나 불면증이 있는 사람은 말초혈관이 수축되어 온몸에서 혈액순환이 원활하게 이루어지지 않아 항상 손발이 차고 목뒤와 어깨가 경직되어 있습니다. 그래서 충분히 자는 것은 면역력을 높이고 몸을 따뜻하게 만드는 가장 기본적인 방법입니다. 밤이 길고 낮이 짧은 겨울에는 다른 계절보다 한두 시간 정도 더 자도 좋습니다.

마지막으로 기초대사량을 늘려야 합니다. 기초대사량이란 아무것도 하지 않는 상태에서 몸이 사용하는 에너지입니다. 같은 양을 먹어도 기초대사량이 다르면 소비하는 에너지양이 다릅니다. 기초대사량이 많을수록 혈액순환이 잘되고 땀도 많이 배출되며 체온이 높아집니다. 기초대사량은 근육의 양이 많을수록 잘 늘어납니다. 근육에서 체열이 40퍼센트 이상 생산되기 때문에 근육이 많을수록 체온도 올라가지요. 체온이 항상 낮은 사람은 근육량을 늘려보세요.

《동의보감》〈내경〉 편에는 "남자 열 명보다 여자 한 명을 치료하기 어렵다"는 기록이 있습니다. 여성은 월경, 임신, 출산, 완경 과정을 겪으면서 분비되는 호르몬이 복잡하게 바뀌고 기력도 부족해서 면역력이 낮기 때문에 건강 문제가 다양하게 발생하기 쉽습니다. 정서적으로 예민하고 자율신경계에 이상이 생길 확률도 높아 시리고 추운 냉증에 더 취약하며, 한번 건강이 악화되면 남성보다 회복 속도가 더디기도 합니다. 그러니 건강 때문에 만성적으로 불편함이 지속된다면 나이 탓만 하지 말고 꼭 전문의의 도움을 받아 병원에서 치료를 받으며 생활습관도 함께 바로잡아야 합니다. 근본적으로 찬 기운은 위로, 뜨거운 기운은 아래로 가는 수승화강 상태를 유지할 수 있는 습관을 가져야 합니다.

몸을 따뜻하게 하는 음식 재료와 약차

- **계피** = 계피는 혈관을 확장시켜 혈액순환을 개선하는 효능이 있어서 신진대사를 원활하게 하고 몸을 따뜻하게 합니다. 계피의 알데히드aldehyde 성분은 소화를 촉진하기 때문에 배가 차고 소화가 안되는

사람은 계핏가루를 음식에 뿌려 먹어도 좋습니다. 계피는 항바이러스 효능이 있어서 감기도 예방합니다. 프랑스에서는 겨울철 감기 기운이 있을 때 레드와인과 과일, 계피를 넣고 끓인 '뱅쇼vin chaud'를 마십니다.

- **찹쌀** = 찹쌀은 성질이 따뜻하고 달아서, 예전에는 설사를 자주 하거나 위장이 약해서 늘 속이 거북한 사람에게 약으로 사용하기도 했습니다. 찹쌀은 기를 보충하기 때문에 늘 피곤하거나 식은땀이 많이 나는 사람, 야뇨증이 있는 어린이가 먹으면 도움이 됩니다. 또한 식물성 식이섬유가 많이 함유되어 있어서 장 기능을 활성화하고 변비를 해소하며 대장암 발생을 억제합니다.

- **대추** = 대추는 성질이 따뜻해서 몸을 따뜻하게 합니다. 혈액순환을 원활하게 하고 심장의 기운을 강하게 해서 빈혈과 냉증에 좋습니다. 대추에는 위장을 튼튼하게 하는 효능도 있습니다. 그래서 대추 달인 물에 꿀을 넣어 마시면 소화력이 좋아지고 피로도 금세 회복되며 몸도 빨리 따뜻해집니다.

- **강황** = 생강과에 속하는 강황은 카레 원료로 유명한데, 따뜻한 성질이 있어서 몸이 찬 사람에게 좋은 약재입니다. 쿠르쿠민curcumin 성분에 소염, 진통 효능이 있기도 하지만 기혈순환을 촉진해 혈관을 깨끗하게 하는 효과도 뛰어납니다. 배가 차고 월경통이 심하며 자궁근종이 있는 경우에도 강황을 먹으면 도움을 얻을 수 있습니다.

- **쑥** = 쑥은 한의학에서 '애엽艾葉'이라고 부릅니다. 쑥은 식용과 약용으로 많이 사용해왔는데, 특히 몸이 차서 임신이 잘 안되는 여성과 월경통, 월경불순이 심한 여성에게 약재로 처방합니다. 비타민도 풍부하고 콜레스테롤을 제거해 체내 노폐물을 없애며 혈압을 낮추고 노화 방지에도 효과가 있습니다. 혈액순환을 원활하게 해 손과 발, 아랫배가 따뜻해집니다. 어린 쑥을 흐르는 물에 씻어 그늘에 3일 정도 말린 다음, 끓인 물 500밀리리터에 쑥을 10~20그램 정도 넣고 우려내 쑥차로 마실 수도 있습니다.

- **생강차** = 한의사들은 약 한 첩에 생강을 세 쪽씩 넣어 뜨겁고 매운 약성을 이용할 때가 있는데, 생강이 들어간 약은 열을 발산하고 땀이 나게 하며 소화기를 따뜻하게 해줍니다. 또 위산 분비를 촉진하고 식욕을 돋워서 소화를 돕습니다. 생강을 날로 먹거나 즙을 내서 마셔도 혈액순환에 좋고 몸이 따뜻해지면서 내장 기능이 활발해집니다. 냉·대하가 있고 혈압이 낮으며 월경주기가 긴 여성 또는 산후 하복통, 월경통, 수족냉증이 있는 여성은 매일 생강차를 한 잔씩 마시면 몸이 따뜻해지고 증상이 호전되는 효과를 볼 수 있습니다. 껍질 벗긴 생강을 얇게 썰어 물을 넉넉히 붓고 한 시간 정도 뭉근하게 끓여 마시면 됩니다. 기호에 따라 대추, 꿀 등을 넣어서 마셔도 좋습니다.

- **인삼차** = 인삼은 기운이 따뜻하고 우리 몸의 오장육부에 좋아 예로부터 널리 사용한 약재입니다. 인삼의 사포닌 성분이 혈액순환을 돕고

원기를 북돋아 몸이 차고 추위를 잘 타는 사람에게 잘 맞습니다. 식욕이 떨어진 사람에게는 소화기관을 튼튼하게 해서 식욕을 돋우는 효능도 있습니다. 인삼은 머리 부분을 제거하고 깨끗이 잘 씻어서 일고여덟 등분으로 잘라 말립니다. 말린 인삼에 물을 충분히 붓고 뭉근한 불에서 한 시간 정도 달인 다음 기호에 따라 꿀, 대추 등을 넣어 차로 마시는 것이 좋습니다. 단 몸에 열이 많거나 감기에 걸려 열이 있거나 혈압이 높은 사람들은 인삼차 섭취를 자제해야 합니다.

- **오수유차** = 오수유는 성질이 따뜻해서 차가운 기운을 몰아내고 몸을 따뜻하게 하며 설사도 그치게 하는 한약재입니다. 심장의 활동성을 강화하고 혈관을 확장시켜 말초까지 혈액이 잘 순환되도록 돕습니다. 냉증, 시린 몸 증상이 있는 사람이 꾸준히 먹으면 도움이 됩니다. 물 500밀리리터에 오수유 10~20그램을 넣고 한 시간 정도 끓인 다음 기호에 따라 꿀을 섞어 마시면 좋습니다. 단 오수유차는 감기로 열이 나는 사람, 임산부, 변비가 심한 사람, 몸에 열이 많은 사람은 마시지 않는 것이 좋습니다.

10.
불편한 식사가
오래간다

저는 환자를 진료할 때 평소 어떤 음식을 어떻게 먹는지 꼭 확인합니다. 무엇을 어떻게 먹느냐가 삶을 결정한다고 봐도 무방합니다. 특히 매일 똑같은 음식을 반복해서 먹는다면 반드시 어떻게 먹는지 확인해야 합니다. 매일 먹는 그 음식이 현재의 몸 상태를 만들었으니까요. 우리의 건강은 밥상에서 시작됩니다.

우리가 평소 즐겨먹는 커피, 차, 초콜릿, 콜라에 든 카페인caffeine은 신체에 스트레스 반응을 일으키는 강력한 자극원입니다. 중추신경계에 작용해 정신을 각성시키고 피로를 줄이는 카페인은 적정량을 먹으면 아드레날린adrenaline이 분비돼 뇌에 활력을 주는 것은 분명합니다. 하지만 보통의 커피잔을 기준으로 3.3잔에 해당하는 카페인 일일 섭취허용량인 400밀리그램을 넘게 먹는 경우 스트레스에 대응하는 신체 반응을 일으킬 만큼 아드레날린 수치가 높아집니다. 스트레스를 받을 때 위장과 소화기관은 운동을 멈추기 때문에 음식물이 소화되지 않은 채 위장에 오래 머물게 됩니다. 이런 상황에서 커피를 여러 잔 마시면 위장 점막이 손상됩니다. 깊은 잠을 못 자는 것은 당연하고요. 그렇다 보니 다음 날 다시 피로를 해소하기 위해 커피를 연거푸 마시는 나쁜 습관이 형성되고 커피를 마시지 않는 날은 두통, 기분저하 등 온갖 불편한 증상을 경험하게 됩니다. 스트레스를 줄이기 위해 섭취한 음식들 때문에 스트레스가 더 심해지는 것입니다.

이제부터 어떤 음식을 어떻게 먹어야 진정 스트레스에서 멀어질 수 있는지 알아봅시다.

단맛을 절제하는 습관 기르기

단것을 먹으면 순간적으로 엔도르핀이 분비되기 때문에 잠깐 동안 스트레스가 줄어들고 기분이 좋아집니다. 학생이나 정신적인 노동을 많이 하는 사람들에게는 단맛이 꼭 필요합니다. 뇌가 포도당을 에너지원으로 사용하기 때문입니다. 한약을 처방할 때도 늘 들어가는 단맛 약재가 있습니다. 바로 대추와 감초입니다. 이 두 가지 약재는 다른 약재들의 효능을 조화시키고, 약에 단맛을 더해서 다른 약재들의 쓴맛을 감추는 역할을 합니다.

그러나 단것을 먹을수록 췌장에서 인슐린이 계속 분비되어 결과적으로 혈당이 떨어지면서 더 단것을 찾는 악순환이 계속됩니다. 특히 현대에 들어와 만들어진 감미료들은 이러한 악순환을 고착화합니다.

사탕수수에서 추출한 설탕은 정제하는 과정에서 비타민, 미네랄, 섬유질 등의 영양분은 없어지고, 오로지 당분만 남아 있는 감미료입니다. 단맛을 내는 데는 그 어떤 감미료보다 우수하지만, 정제하면서 영양분이 다 빠지는 데다가 체내에 빠르게 흡수되기 때문에 혈당이 빠르게 올라가고 쉽게 중독될 수 있다는 단점이 있습니다.

설탕 대체재로 가장 널리 오랫동안 사용해온 인공감미료는 액상과당입니다. 청량음료, 과자 등의 가공식품에 사용되는 액상과당은 특히 여름에 즐겨 먹는 시원한 음료와 아이스크림에 많이 들어 있습니다. 설탕보다 훨씬 달고 가격이 저렴해 가공식품을 제조할 때 많이 사용합니다. 그러나 액상과당 같은 인공감미료에는 식이섬유가 없기 때문에 몸에 빠르게 흡수됩니다. 그 결과 몸속 혈당을 급격히 올리는 데다가 과잉 섭취하면 지방산으로 바뀌어 몸속에 쌓이고 혈액 내 염증 반응을 일으키면서 지방간, 비만, 당뇨병 등과 각종 만성 염증성 질환이 발생하는 원인이 됩니다.

우리 주위에서 언제든지 구할 있는 과일로 단맛을 내는 것이 건강에 가장 이롭습니다. 짭짤이 대저 토마토를 음식에 넣거나 홍시를 양념에 갈아 넣고 양파 썬 것을 물에 넣어 끓이는 등 천연 단맛을 활용하면 단맛도 살리고 영양가도 높일 수 있습니다.

사탕수수에서 추출한 설탕이나 옥수수에서 뽑은 액상과당도 천연 재료에서 유래한 것은 맞습니다. 그러니 천연이냐 인공이냐 하는 성분의 유래만으로 건강에 좋거나 나쁘다고 말할 수는 없을 것입니다. 또한 과일의 과당은 단순당이어서 혈당을 빠르게 올립니다. 과일을 갈아 만든 과일주스 또한 식이섬유가 파괴된 상태라서 과당이 몸속에 바로 흡수되므로 당뇨병 환자는 주의해서 먹어야 합니다.

이런 이유로 설탕을 대체할 첨가물을 계속 찾아다닐 것이 아니라, 설탕, 당류, 시럽이 들어가는 제품 구입 자체를 줄이는 것이 좋습니다. 신선한 제철 재료 자체의 향과 맛에 집중하는 입맛으로 바꾸는 것이 훨씬 낫지 않을까요?

현대의 새로운 주의 식품

무르지 않는 토마토, 단단하고 맛 좋은 호박, 잘 자라는 옥수수 등 유전자 조작으로 품종을 개량해서 얻어낸 농수산물을 유전자조작식품, 곧 GMO라고 부릅니다. 비GMO보다 병충해에 강하고 잘 자라서 지구촌의 먹거리 부족 문제를 해결하도록 하늘이 내려준 양식이라는 찬사를 받기도 했습니다. 이런 GMO가 과연 인류에게 선물이 될지 아니면 위협이 될지에 대해서는 아직도 의견이 분분합니다.

GMO는 1995년 다국적 농업기업 몬산토Monsanto가 유전자조작 콩을 상품화해 판매하면서 알려졌습니다. GMO는 식물의 유전자 중에서 추위, 살충제, 제초제 등의 악조건에 내성이 있는 유전자들을 골라 조합해 만들어낸 것입니다. 이 기술도 점차 발전해서 강한 독성 살충제에 살아남는 콩과 병충해에 내성이 있는 옥수수 외에도 많은 GMO가 탄생하고 있습니다. 그리고 지금 이 시간에도 전 세계로 엄청난 양의 GMO가 수출되고 있습니다.

GMO의 종주국인 미국 다음으로 GMO를 가장 많이 먹는 나라가 바로 한국이라는 사실은 잘 알려져 있습니다. 한국에 수입되는 GMO의 85퍼센트는 사료용으로 쓰인다고 하지만, 남은 15퍼센트는 겉봉에 표기도 제대로 하지 않고 식용으로 유통됩니다. 특히 미국에서 수입하는 옥수수, 밀, 콩 등은 대부분이 GMO입니다. 옥수수기름, 옥수수 캔, 카놀라유 등의 가공식품은 거의 다 GMO으로 만들어졌다고 보면 됩니다. 이 밖에 밀, 감자, 호박 등 매일 식탁을 채우는 수많은 식재료도 그 유통 과정을 꼼꼼하게 들여다보면 대부분 GMO입니다.

지금까지 관련 연구를 통해 GMO의 변형된 단백질을 섭취하면 신체 면역반응이 일어난다는 것이 밝혀졌습니다. 아토피atopy, 알레르기allergie, 알츠하이머병Alzheimer's disease, 장내 유산균 파괴, 자폐증, 암을 포함한 각종 종양, 여성암 중에서도 유방암 등의 발병과 밀접한 관계가 있다는 것입니다. 지난 10년 사이에 호르몬 분비가 급격하게 감소하거나 자율신경실조증에 걸린 환자들이 엄청나게 늘어난 이유 중 하나가 먹거리, 특히 GMO 때문이라고 생각합니다. 여성의 호르몬 분비 이상, 자율신경 교란으로 인한 월경전증후군, 난임, 불임, 조기완경, 갱년기증후군 등도 매일 먹는 음식과 관련이 있지 않을까요?

2006년, 인도에서 GMO 면화밭에서 자란 면화의 잎과 줄기를 먹은 양과 염소가 떼죽음을 당했던 사례로 보아서는 인체에도 분명 GMO가 해로울 것 같습니다. 아직까지는 식재료 포장지에 GMO를 완전히 표기하고 있지 않아 정확히 구별해내는 것은 어렵습니다. 하지만 GMO인지 아닌지 관심을 갖고 우리 식탁에 올라오는 식재료들을 확인해봐야 합니다.

정작 필요한 것은 안 먹는 사람들

예전에는 '못' 먹어서 영양이 부족했다면 지금은 '안' 먹어서 영양이 부족한 사람이 많습니다. 먹을 것은 많은데 일부러 안 먹는 세상이지요. 굶는 다이어트, 원푸드 다이어트, 육류 다이어트, 곤약 다이어트, 채소 다이어트 같은 극단적인 식단에 따라 식사를 하면 대사순환이 나빠지고 영양 균형이 무너집니다. 이런 식단은 월경불순, 조기완경, 노화 촉진, 불임은 물론이고 다이어트 후 요요 현상, 탈모 등의 다양한 부작용을 일으킵니다. 아름다움을 위해 건강을 포기한다면 그것이 과연 진정한 아름다움일지 생각해봐야 합니다.

사실 건강을 생각한다면 정말 줄여야 하는 것은 트랜스지방입니다. 마가린이나 쇼트닝에 많은 트랜스지방은 부드럽고 고소한 맛과 바삭한 식감을 내기 위해 사용하는데, 바삭하고 고소한 빵에 많이 들어 있습니다. 빵을 먹을 때 트랜스지방을 피하고 싶다면 거칠고 딱딱한 빵을 골라 먹어야 하지만 빵을 적게 먹는 것이 가장 좋겠지요.

시중에 판매되고 있는 각종 과자에도 트랜스지방이 듬뿍 들어 있습니다. 다이어트에 안 좋다고 막상 먹어야 하는 지방은 먹지 않으면서, 설탕을 넣지 않았다고 광고하는 콜라, 과자 등을 즐기는 것이 건강에 더 나쁩니다. 튀긴 음식도 마찬가지입니다. 기름을 재활용할수록 고온으로 가열할수록 트랜스지방이 많이 나오므로 밖에서 사 먹는 튀긴 음식은 건강에 매우 좋지 않습니다.

반대로 너무 많이 먹는 사람도 있습니다. 평소 인스턴트 음식과 육류만 먹는 사람, 운동하지 않는 사람, 식사를 제때 챙겨 먹지 않거나 부실하게 먹는 사람 중에서 오히려 건강기능식품에는 관심이 많은 경우가 있습니다. 건강기능식품 광고도 워낙 많이 하고 새로운 제품도 계속 쏟아져 나오는 걸 보면 건강기능식품 대유행의 시대인 것이 분명합니다. 환자들에게서 매일 최소 세 가지에서 많으면 열 가지 이상의 건강기능식품을 복용한다는 이야기를 들을 수 있으니까요. 평소 식사만으로는 부족할 것 같은 요소들을 보충하기 위해 챙겨 먹는 것입니다.

그런데 약 처방을 할 때 환자가 복용하고 있는 약과 건강기능식품을 확인해보면 중복되는 성분이 너무 많은 것도 문제지만 너무 많은 종류의 건강기능식품을 챙겨 먹는 것도 심각한 문제입니다. 건강기능식품도 과다 복용하거나 중복해서 먹으면 다른 영양소의 흡수를 방해하거나 만성 소화장애를 일으킬 수 있기 때문입니다.

우리 몸에 필요한 모든 영양소와 에너지원은 밥상에서 먼저 해결해야 합니다. 육류를 좋아한다면 육류를 먹는 양만큼 채소도 함께 먹어야 건강에 균형이 잡힙니다. 식사를 제때 제대로 챙겨 먹고 나서, 충실한 식사로도 보충할 수 없는 필수 요소 정도만 건강기능식품으로 보완하면 됩니다.

무엇을 어떻게 먹어야 할까

비타민은 만성피로를 해소하는 약

우리가 스트레스를 받을 때는 부신에서 스트레스호르몬인 코르티솔이 만들어집니다. 파프리카, 딸기, 레몬, 브로콜리 등 각종 채소와 과일에 많이 들어 있는 비타민C는 부신을 자극해 코르티솔 생성을 촉진하는데, 스트레스가 많으면 비타민C가 아주 빠르게 소모되기 때문에 매일 보충해야 합니다. 돼지고기, 콩, 바나나, 곡물 등에 함유된 비타민B군 역시 부신피질호르몬 분비에 관여합니다. 또한 체내에 들어온 영양분이 에너지로 전환되지 못하면 근육에 쌓여 근육통을 유발하는데, 비타민 B군은 이 과정을 억제해 근육통을 완화하기도 합니다. 특히 비타민B_6은 체내에서 활성화되면 행복호르몬인 세로토닌과, 수면과 관련된 멜라토닌, 운동과 관련된 도파민dopamine 등 각종 신경전달물질을 생성하는 데 기여하기 때문에 정신건강을 증진하는 데 좋습니다. 비타민 B와 C는 비타민B_{12}를 제외하고 모두 수용성 비타민으로 체내에 축적되지 않고 배출되기 때문에 지속적으로 섭취하는 것이 중요합니다.

정제되지 않은 곡물을 먹으면 행복감이 두 배

현미, 콩, 보리 등 정제되지 않은 곡물을 먹을 때는 흰 빵, 비스킷, 케이크를 먹을 때보다 더 많이 씹게 됩니다. 씹는 동작은 뇌를 자극해서 스트레스를 반감시킵니다. 또한 정제되지 않은 곡물은 트립토판tryptophan 같은 아미노산을 함유하고 있어서 먹으면 대뇌를 안정시키는 세로토닌이 풍부하게 분비됩니다. 흰 쌀밥 대신 현미나 보리, 흰 밀가루로 만든 빵 대신 통밀가루로 만든 빵 등을 먹으면 더 큰 행복감을 느낄 수 있는 것입니다.

스트레스를 줄이는 식이섬유

식이섬유는 열량이 거의 없고 부피가 커서 조금만 먹어도 배가 빨리 부르고 포만감이 오래 지속됩니다. 식이섬유는 많이 먹어도 소화기에서 분해되지 않는데, 통밀빵, 파스타, 콩처럼 식이섬유가 많은 음식을 먹으면 오랫동안 허기를 느끼지 않고 혈당 수치가 안정적으로 유지되며 몸 안의 독소도 줄어듭니다.

식이섬유가 함유된 양상추, 당근, 오이, 브로콜리, 양배추 등은 수분을 많이 함유하고 있습니다. 이런 채소들을 먹으면 공복감을 줄이고 대변의 부피를 증가시켜 배변을 원활하게 해주기 때문에 몸이 가벼워지고 스트레스도 해소됩니다. 특히 셀러리는 피를 맑게 하고 신경을 안정시켜서 흥분, 불안을 가라앉히는 효과가 있습니다.

살 빼고 싶다면 쌀을 바꿔라

탄수화물은 적게, 지방은 많이 먹는 '저탄고지' 식단이 유행하면서 쌀과 빵을 먹지 않으려는 사람이 늘어나고 있습니다. 실제로 탄수화물을 너무 많이 먹으면 내장 안쪽에 지방이 쌓입니다. 스웨덴 웁살라대학교 연구팀에 따르면 내장지방이 1킬로그램 늘어날 때 당뇨병 발생 위험이 남성은 약 두 배, 여성은 일곱 배 높아집니다.

하지만 5,000년 전부터 쌀밥을 주식으로 먹어온 나라에서 죽을 때까지 밥을 안 먹고 살 수 있는 사람이 과연 있기는 할까요? 그렇기 때문에 살이 찌는 흰쌀 대신 현미, 기장, 귀리 등 살을 빼는 쌀로 바꾸면 충분히 먹으면서도 내장지방을 관리할 수 있습니다.

마음에 평화를 주는 칼슘

칼슘이라고 하면 뼈에 좋은 영양소로 알고 있지만 정신건강에도 도움이 되는 영양소입니다. 인체에 칼슘이 부족해지면 신경이 불안정해져서 불안, 초조, 우울증에 시달리기 쉽고 불면증까지 생길 수 있습니다. 칼슘을 적게 섭취하는 사람은 그 성향이 아주 공격적이고 폭력적이며, 칼슘을 충분히 섭취하는 사람은 성품이 온화합니다. 그래서 대표적인 칼슘 식품인 멸치는 스트레스 치료약입니다. 멸치에 함유된 칼슘은 사람의 신경을 안정시키는 효과가 있습니다. 또한 혈액

의 산성화를 막고 신경전달을 원활하게 해서 불안한 마음을
가라앉힙니다.

아침은 꼭 먹기

성인이 일반적으로 두뇌 활동에 사용되는 에너지는 하루에
400킬로칼로리 정도입니다. 성인의 하루 기초대사량이 평
균 1,200~1,800킬로칼로리인 점을 고려하면 몸을 움직이지
않아도 뇌를 사용하는 데 엄청난 에너지가 소모된다는 점
을 알 수 있습니다. 두뇌를 움직이는 힘은 포도당에서 얻기
때문에 포도당은 뇌 활동에 없어서는 안 되는 필수 영양소
입니다. 그래서 규칙적으로 적절히 당분을 섭취해야 두뇌가
제대로 활동할 수 있습니다.

하지만 저녁 식사 후부터 다음 날 아침 식사 전까지 이미
에너지가 부족한 상태인데 아침 식사를 하지 않으면 오전
시간 동안 체내 활동이 원활하게 이루어지지 않습니다. 특
히 포도당이 가장 많이 필요한 뇌의 활동력이 떨어져서 정
신적인 활동이 둔해집니다. 실제로 아침 식사를 거르는 사
람들은 집중력이 낮고 신경질적이며 문제해결능력이 떨어
진다는 연구 결과가 있습니다. 특히 오전 여덟 시에는 스트
레스호르몬으로 불리는 코르티솔이 하루 중 가장 많이 분비

되기 때문에 교감신경이 항진되어 있는 사람에게는 가장 힘든 시간입니다. 따라서 아침 식사를 해야 신체리듬을 바로잡고 자율신경계를 회복할 수 있습니다.

게다가 아침밥을 먹지 않으면 뇌하수체의 식욕 중추가 흥분상태를 유지하고 감정 중추에도 영향을 끼칩니다. 그러면 정서적으로 초조하고 불안하며 만성적으로 피로한 상태가 지속됩니다. 식욕을 촉진하는 호르몬 역시 더 많이 분비되고 점심, 저녁에 과식을 하게 됩니다. 우리 몸은 다음 날 아침에 찾아올 굶주림에 대비해 조금이라도 더 열량을 비축해두는데, 이때 남은 영양분이 피하지방으로 몸에 축적됩니다. 실제로 진료실을 찾아오는 환자 중 체중 때문에 고민하는 환자의 대부분에게는 아침 식사를 거르는 습관이 있었습니다.

다만 아침 식사로 초콜릿 음료처럼 단순하게 당질만 많이 함유된 음식은 좋지 않습니다. 이런 음식은 일시적으로 포도당 농도를 높여서 뇌 활동을 도와주기는 하지만 뒤따라 분비되는 인슐린이 포도당을 빠르게 근육으로 이동시켜서 혈당을 급격히 끌어내리기 때문에 피로감을 더 많이 느끼게 됩니다.

하루 한 끼는 자연식으로

현대인이 먹는 음식은 대부분 구입 전에 이미 가공한 것입니다. 게다가 코로나바이러스-19 팬데믹 시기부터 소비자들의 마음을 사로잡은 간편식의 경우, 재료를 모두 손질해서 이런저런 첨가물에 담갔다가 조리만 하면 먹을 수 있도록 부드럽게 만들어 판매합니다. 게다가 직장인이라면 기름에 튀기고 인공첨가물을 넣어서 트랜스지방으로 버무린 음식으로 점심 식사를 하기 일쑤입니다. 이러한 식습관은 결국 비만, 고혈압, 당뇨병, 고지혈증, 각종 암, 심혈관질환 등의 발병으로 이어집니다.

이러한 편리한 위험 대신에 자연식 식사를 해보면 어떨까요? 자연식이란 단순히 채식만을 의미하는 것은 아닙니다. 곡물이나 식물이 자라난 그대로 섭취한다는 뜻입니다. 곡물과 식물을 가공하지 않고 그대로 섭취하면 영양이 손실되지 않고 식재료가 가진 파이토케미컬, 곧 식물이 주변의 위협으로부터 스스로를 보호하기 위해 만들어내는 식물성 화학물질을 그대로 섭취할 수 있습니다. 예를 들어 적게 도정한 현미를 최소한의 과정으로 조리해서 먹는 것이 자연식입니다. 채소와 과일도 가능하면 껍질째 먹는 것이 자연식입니다. 물론 껍질째로 잘 씻어 먹어야 하기 때문에 무농약 식재료를 구하는 것이 좋습니다.

자연식으로 식사하기 위해서는 식재료 구매 방법부터 바꿔야 합니다. 곡물을 통곡물로 바꾸고 GMO가 아닌지 확인해야 하고 무농약으로 재배된 채소를 골라야 합니다. 매일 먹는 채소는 안전하게 텃밭이나 베란다에서 화분에 직접 키우는 것도 좋습니다. 그리고 조리 과정을 최소화해야 합니다. 단 소화력이 약한 사람은 간단히 데치거나 살짝 익혀서 먹는 것이 좋습니다.

암 환자처럼 오랫동안 병과 싸워야 한다거나(단 소화력에 문제가 없어야 합니다!) 시간적 여유가 있다면 하루 세끼 모두 자연식으로 먹는 것을 권하겠지만, 도시에 사는 일반인에게는 하루 한 끼만이라도 자연식으로 식사할 것을 권합니다. 아침 식사는 자연식으로 먹는다던가 점심 한 끼는 자연식 도시락으로 식사하는 것, 다이어트를 위해 저녁 식사를 거르지 말고 자연식으로 식사하는 방법이 좋습니다. 하루 한 끼라도 자연식으로 식사하면 우리 몸은 점차 바뀝니다.

가장 먼저 일어나는 변화는 배변 습관입니다. 통곡물과 식이섬유가 많은 신선한 채소 덕분에 장내 미생물군이 눈에 띄게 좋아지기 때문입니다. 변비나 과민성대장증후군이 있는 사람은 배변량이 늘어나고 쾌변하는 느낌을 받을 수 있습니다. 감기에 잘 걸리지도 않습니다. 면역력이 좋아진다는 뜻이지요. 각종 파이토케미컬은 항산화 효과뿐 아니라 면역기능을 강화하고 염증을 완화하며 신진대사를 촉진하는 효과가 뛰어납니다. 피가 맑아지고 콜레스테롤이 줄어 다이어트에 도움되는 것은 덤입니다.

저 역시도 점심 식사로 자연식 도시락을 고집하고 있습니다. 무농약 현미 또는 통곡물을 한 가지 이상 섞어서 8시간 동안 실온에서 물에 불려 밥을 합니다. 여기에 물에 잘 씻어내어 썰기만 한 두부 약간, 밥통에 살짝 쪄낸 송이버섯과 단호박 약간, 깐 밤 한 개, 대추 두 개, 껍질을 벗긴 마, 굽지 않은 김 한 장, 당근, 비트, 각종 채소와 과일을 더해 도시락을 만듭니다.

도시락을 준비할 때는 한 번에 세 번 먹을 분량을 미리 만들어 통에 담아 냉장고에 넣어두고 출근할 때는 준비해둔 도시락을 꺼내 들고 가면 되니, 도시락은 일주일에 두 번 정도만 준비하면 됩니다. 그리고 외부에서 저녁 약속이 없는 날은 저녁 식사도 자연식으로 먹습니다.

밥상을 먼저 바로잡지 않으면 질병은 치료할 수 없습니

다. 오늘 눈앞에 놓인 밥상을 살펴보세요. 이 밥상이 병이 되기도 약이 되기도 하니 관심 있게 살펴보시기 바랍니다.

어떤 쌀이 좋을까?

- **현미** = 포만감이 크고 식이섬유가 풍부할 뿐 아니라 피로회복, 혈관 질환 개선, 변비 개선, 다이어트, 탈모 예방 등의 다양한 효능이 있습니다.

- **귀리** = 고단백 성분과 현미보다 세 배 더 많은 식이섬유가 포함되어 있으며 알츠하이머병 예방에도 좋습니다.

- **붉은 수수** = 노폐물을 제거하고 피를 맑게 하며 소화기능을 개선하고 뇌건강에도 좋다고 알려져 있습니다.

11.

에너지 순환의 통로,
혈관을 신경 써라

혈관 나이에 대해 얼마나 알고 있나요? 노화를 말할 때는 겉으로 보이는 외모를 떠올리기 쉽지만, 외모는 죽고 사는 문제가 아닙니다. 그러나 혈관 노화란 동맥이 딱딱해지는 것을 뜻하기 때문에 죽고 사는 문제와 직결됩니다. 하지만 많은 사람이 이러한 문제를 인식하지 못한 채 젊고 활기 있어 보이기 위해 외모 관리에만 신경을 많이 쓰고 혈관을 젊게 유지하려는 노력은 별로 하지 않아 안타깝습니다.

여성은 혈관 노화를 조심해야 한다

사람의 혈관도 나이가 듭니다. 수도관이 오래되면 부식되고 때가 끼는 것과 같은 이치입니다. 혈관이 나이 들면 내막이 손상되고 탄력성이 떨어져서 딱딱해집니다. 한의학에서는 노화가 진행될수록 혈관이 좁아지며 상체로 열감이 올라가고 하체는 혈액순환이 원활하지 않아 차가워지는 상열하한 증상이 쉽게 나타난다고 봅니다. 심장과 뇌, 손발에서 혈액이 공급되지 않아 심근경색증이나 뇌졸중 등의 심혈관질환이 발생하기 쉬운 몸이 된다는 의미입니다.

그러니 혈관 노화는 죽느냐 사느냐를 결정하는 지표입니다. 혈액이 맑으면 노화가 더디겠지만, 혈액의 점도가 높고 피가 기름지면 혈관이 빨리 막히고 좁아지면서 노화가 빨라집니다. 특히 여성의 경우 가임기에는 매달 월경을 하면서 정기적으로 출혈이 있기 때문에 혈액 개선이나 혈액순환에 신경을 써야 합니다. 특히 완경 후 여성호르몬 분비가 급격히 떨어지면 혈액순환의 속도가 급격하게 더뎌지고, 염증 수치가 쉽게 높아지기 때문에 혈관 노화가 빠르게 진행된다는 점을 항상 생각해야 합니다.

실제로 여성의 심혈관질환 발생 위험은 완경이 다가올수록 높아집니다. 질병관리청 국립보건연구원에서 40세 이상 남녀 1,436명을 18년 동안 추적 조사한 결과, 여성의 혈중 지질농도가 완경 이전부터 높아졌다고 합니다. 혈중 지질농도란 혈액 내 콜레스테롤이나 중성지방 농도를 가리키며, 이

농도가 높으면 심혈관질환 발생 위험이 커지지요. 이 때문에
완경 이행기에 심혈관계 문제에도 관심을 가져야 합니다.

먹는 것이 가장 중요한 문제

고혈압은 한국 성인 세 명 중 한 명이 앓고 있는 흔한 질환
입니다. 보통 나이가 들면 생기는 질환이라고 알고 있지
만, 최근에는 젊은 고혈압 환자들이 빠르게 증가하고 있습
니다. 2024년 건강보험심사평가원이 발표한 자료에 따르
면, 20~30대 고혈압 환자는 2022년 21만 3,136명에서 25만
8,832명으로 21.4퍼센트 늘어났다고 합니다.

이처럼 젊어서도 혈관 나이가 많은 사람들은 평소 식습
관과 생활습관을 바꿔야 합니다. 젊은 층에서 고혈압 환자
가 증가하는 주된 원인이 식습관과 운동 부족으로 인한 비
만과 관련되어 있기 때문입니다.

예를 들면 튀김옷으로 사용하는 부침가루, 달걀, 고온의
기름은 모두 혈관을 좁아지게 만들어서 건강에 해롭습니다.
재활용해 산패된 기름을 사용한다면 그 유해성이 더 크지
요. 기름진 음식을 먹어서 지방이 쌓이면 혈액 내 인슐린 농

도가 높아지고 교감신경을 자극해 고혈압을 일으킵니다. 그 밖에도 베이컨, 삼겹살, 부침개 등 기름기가 많은 음식에 들어 있는 중성지방이나 콜레스테롤 역시 혈관에 쌓이기 때문에 혈관이 쉽게 좁아집니다.

탄산음료도 마찬가지입니다. 특히 더울 때 시원하고 톡 쏘는 느낌이 좋아 자주 마시는 탄산음료에는 단맛을 내기 위해 액상과당이 첨가되는데, 이는 살을 찌게 해서 대사순환을 방해할 뿐 아니라 중성지방 수치도 높여서 혈관이 좁아집니다. 제로콜라를 마셔도 위험이 완전히 사라지지는 않습니다. 마실 거리 중에는 생수가 건강에 가장 좋습니다. 혈액을 맑게 하고 혈액 흐름을 원활히 하며 설탕이나 과당을 포함한 식품 첨가물이 전혀 들어가지 않기 때문입니다.

당연하게도 현대인들의 식탁에 자주 올라가는 통조림햄, 과자, 라면, 패스트푸드 등의 가공식품도 주의해야 합니다. 가공식품은 말 그대로 식품의 재료들을 여러 가지 방법으로 가공하면서 착색료, 보존료, 산화방지제, 감미료, 향료 등을 첨가한 것입니다. 이런 첨가물들은 가공식품의 갈변을 막고 오래 보관하며 단맛을 내기 위해 넣지만 정작 우리 몸의 생명력은 떨어뜨립니다. 체내 중성지방 수치와 혈당은 높이며 간의 해독 능력을 낮추고 결과적으로 혈관이 좁아지는 죽상

경화粥狀硬化(동맥경화)를 일으킵니다.

혈관 노화를 늦추는 음식

일단 무조건 싱겁게 먹는 것이 고혈압 환자 식사의 기본 원칙입니다. 고혈압 환자는 하루에 5그램 이하의 나트륨을 섭취해야 합니다. 저염식 자체만으로 혈압이 떨어지지는 않지만, 저염식을 하면서 혈압 강하제를 복용하면 더욱 효과적인 것으로 알려져 있습니다.

혈압이 잘 조절되지 않는 사람은 동물성 지방이 많은 음식도 되도록 피하는 것이 좋습니다. 평소에 콜레스테롤 수치가 높은 사람이 동물성 지방이 많은 음식을 자주 먹으면 동맥경화가 더 잘 생기고 혈압은 당연히 높아지기 쉽습니다. 동물성 지방을 제한하고 저염식을 하는 것 외에도 혈압을 낮출 수 있는 음식은 많습니다.

• **고구마** 칼륨은 나트륨의 배설을 촉진해 혈압을 낮추는데, 고구마는 콩, 토마토와 함께 칼륨이 많은 대표적인 채소(100그램당 460밀리그램)입니다. 또한 고구마는 스트레스호르몬인 코

르티솔의 과잉 분비를 효과적으로 조절하기 때문에 긴장이나 스트레스, 무력증 등을 완화하는 데 좋은 식품입니다.

• **사과** 유럽에는 사과요법으로 고혈압을 치료하는 의사가 있을 정도로 사과의 혈압 강하 효과는 예전부터 주목받아왔습니다. 사과에 함유된 칼륨이 체내 나트륨을 몸 밖으로 배출하는 데 효과적이기 때문입니다.

• **메밀** 메밀에 함유된 루틴rutin은 모세혈관의 출혈 방지, 고혈압 예방과 치료에 효과가 있습니다. 루틴은 메밀을 삶을 때 물로 많이 빠져나오기 때문에 메밀국수를 삶은 물은 버리지 말고 국물로 쓰는 것이 좋습니다.

• **청국장** 청국장에 든 단백질 분해효소인 프로테아제protease는 고혈압을 예방하고, 각종 비타민은 신진대사를 촉진하므로 비만을 막아줍니다. 또한 청국장은 악성 콜레스테롤을 몸 밖으로 배출시켜 동맥경화나 고혈압 등 성인병을 예방합니다.

• **바나나** 칼륨을 비롯해 각종 무기질이 풍부하고 혈압을 낮추는 천연물질이 함유되어 있습니다. 또한 바나나에는 최소 사

과의 네 배나 되는 100그램당 335밀리그램의 칼륨이 함유되어 있습니다. 하루에 바나나 두 개를 먹은 사람의 혈압이 10퍼센트 떨어졌다는 연구 결과도 있습니다. 이처럼 바나나의 혈압 강하 효과는 다른 과일에 비해 월등합니다.

• **토마토** 칼륨이 다량 함유되어 있어서 나트륨 배출과 신진대사를 촉진하고 산성화된 혈액을 중화하며 콜레스테롤 수치와 혈압을 낮춥니다. 토마토에는 루틴도 함유되어 있으므로 고혈압, 동맥경화가 있는 사람은 매일 아침 공복에 토마토를 한두 개씩 먹는 것이 좋습니다.

• **표고버섯** 칼륨이 함유되어 있어 나트륨 배출에 효과적일 뿐 아니라 혈중 콜레스테롤을 떨어뜨리고 항암 효과와 항바이러스 작용을 하는 것으로 알려져 있습니다. 식사를 할 때마다 표고버섯을 볶아 먹거나 국 또는 찌개에 넣어 먹거나 달여서 물로 마시면 콜레스테롤 수치를 낮추는 데 도움이 됩니다. 또한 감기와 유행성 독감을 예방하고 치료하는 효과가 있습니다.

• **송이버섯** 칼륨은 느타리버섯의 열 배, 철분은 다른 버섯류보다 열 배 많이 함유되어 있습니다. 또한 송이버섯에는 구아닐

산guanylic acid이 들어 있는데, 이 성분은 혈액 중 콜레스테롤 수치를 떨어뜨리고 혈액순환을 원활하게 하는 효과가 있습니다. 이 때문에 동맥경화, 심장병, 당뇨병, 고지혈증 등을 관리하고 예방하는 데 좋은 식품입니다.

• **현미** 현미의 쌀눈에는 탄수화물과 각종 비타민류, 양질의 단백질과 미네랄, 고혈압 치료에 좋은 감마오리자놀gamma oryzanol 성분이 풍부하게 함유되어 있습니다.

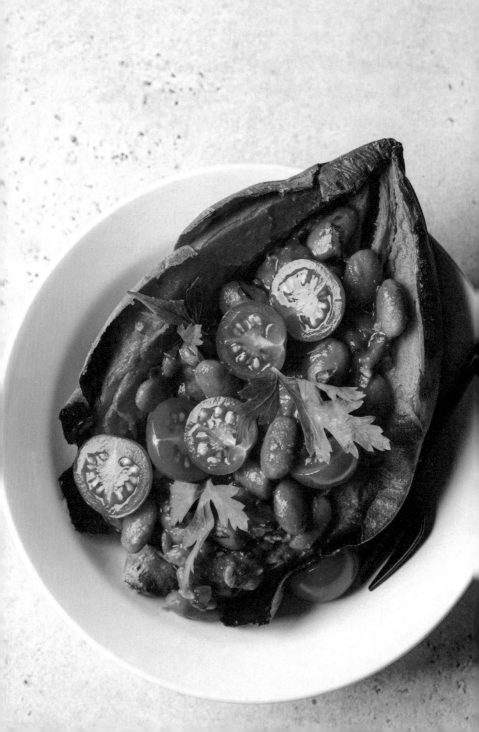

12.
마음의 병이
몸을 망가뜨리기 전에

한 어머니가 화병이 심한 딸을 치료해달라며 데리고 왔습니다. 진단 결과 그 딸은 어머니가 짐작한 대로 어릴 때부터 화병을 갖고 있었습니다. 그런데 딸을 데리고 온 어머니와 이야기를 나누다 보니, 딸보다 어머니가 더 심한 화병을 앓고 있는 것 같았습니다. 결혼 생활이 순탄치 않고 남편과 시댁에 대한 원망과 긴장으로 생긴 화병을 억누른 채 살아온 어머니, 부모가 항상 싸우는 소리를 들으면서 자랐고 부모와의 심리적인 관계가 단절된 딸, 두 사람 모두 화병을 앓고 있었던 것입니다. 화병이 유전되는 것은 아니지만 생활환경이 끼치는 영향이 크기 때문에, 이렇게 엄마와 딸이 함께 화병을 앓을 수 있습니다.

같은 생활환경에서 살다 보면 신체의 병뿐 아니라 마음의 병도 공유할 수 있습니다. 실제로 제 진료실에는 공황장애에 함께 걸린 부부, 잠을 못 자는 수험생 딸이 신경 쓰여 같이 잠을 못 자는 어머니 등이 찾아옵니다. 물론 공황장애, 우울, 불면은 마음가짐을 바꾼다고 해서 치료되는 병이 아니라 정신건강의학과에서 치료받아야 하는 영혼의 병입니다. 이 때문에 한의학에서는 '신'과 관련된 병으로 분류합니다. 반면에 화병은 울화가 쌓여서 생긴 병이며, 생활환경과 마음가짐만 바꿔도 치료할 수 있기 때문에 한의학에서는 '기'와 관련된 병으로 분류합니다.

가족이 만든 마음의 병

화병이란 오랫동안 참았던 울화, 분노 등이 쌓여 있다가 나이가 들고 정신적, 신체적으로 약해져 더 이상 억누를 수 없을 때 다양한 신체적 증상이 동반되어 나타나는 문화증후군 culture bound syndrome입니다. 화병을 앓는 환자들은 가슴이 답답하다는 말을 가장 많이 합니다. 이는 심리적인 울증이 폭발한 것도 문제지만 내분비기관, 심혈관계, 호흡기, 소화기, 비뇨생식기, 체온, 통증 등 신체 전반의 자율신경계 조절에 문제가 생기면서 과호흡, 불면증, 고혈압, 소화장애, 신경성

방광염, 시린 몸, 원인 모를 만성통증 등 각종 신체화장애가 동반되는 것이 더 큰 문제입니다.

수많은 병이 그렇지만 그중에서도 화병은 대체로 그 사람의 인생과 맞물려 있으며 일상생활에 원인이 있습니다. 학벌이 좋지만 일을 하지 않는 남편 대신 집안의 생계를 책임진 여성, 기대가 컸던 아들이 극단적 선택을 한 후 울면서 하루를 보내는 여성, 친정 가족들과 재산 문제로 다투다가 법원에 드나들면서 잠을 자지 못하는 여성 등 진료실에서 만난 수많은 화병 환자는 인생의 크나큰 시련을 혼자 묵묵히 견뎌내고 있었습니다. 또한 다른 사람들에게 힘든 내색을 하지 않으면서 병을 더 키우고 있었습니다.

화병은 남녀노소 누구에게나 발생할 수 있지만 2022년 건강보험심사평가원 자료에 따르면 화병으로 한방병원을 찾는 사람 중 여성이 남성에 비해 세 배 이상 많습니다. 예전에는 남편과의 불화, 고부갈등으로 인해, 아내, 며느리들이 주로 화병에 걸린다고 이야기되었다면, 요즘에는 시어머니, 청소년, 취업 준비생, 엄마, 갱년기, 노년기 할 것 없이 각자의 역할 때문에 스트레스가 쌓여 화병에 걸리는 경우가 많습니다. 특히 40~60대 여성이 화병 환자의 대부분입니다. 그 이유로는 독박 육아, 가사 노동, 산후우울증, 경력 단절,

학부모 스트레스, 명절증후군, 시댁살이, 성 역할 고정관념, 성차별, 갱년기증후군 등을 겪으면서도 엄마, 아내, 딸, 며느리, 직장인 등의 다양한 역할을 수행하느라 감정을 숨기고 속으로 쌓아두기 때문입니다. 여기에 임신, 출산, 완경 등 여성호르몬이 급격히 변화하면서 남성에 비해 스트레스에 취약할 수밖에 없는 신체 조건 또한 원인이 될 수 있습니다.

2018년, 학업, 입시, 군대, 취업 등 많은 스트레스를 안고 있는 10~20대 화병 환자가 5년 사이에 약 두 배 늘어났다는 수치가 발표됐습니다.* 끓어오르는 화를 속으로 삭이면 스트레스호르몬이 대량 방출되어 신체에 독으로 작용합니다. 그러면 심혈관계에 부담을 주어 혈압이 높아지고 교감신경을 지속적으로 자극해서 자율신경계 교란이 일어납니다. 누구나 스트레스에 노출되어 있지만, 화병 환자들은 외부의 스트레스 요인을 내부에서 감정적으로 증폭시켜 자기 자신에게 해를 입히는 것이 화병입니다. 스트레스가 자율신경계 균형을 깨뜨리느냐 아니면 신체에 해가 되지 않도록 잘 해소되느냐의 차이가 곧 화병으로 발전하는지 여부를 결정합니다. 그래서 스트레스 방어기제가 제대로 형성되지 않은 10~20대에

---

* 신경희, 〈한국 10·20대 화병火病 환자 급증 … '헬조선 키즈'〉,《서울경제》, 2018. 7. 26.

가정환경 때문에 화병이 걸리는 경우가 많습니다.

원인을 아는 것이 치료의 시작

화병에 걸리지 않으려면 외부로부터 받은 스트레스에 올바르게 대처할 수 있는 능력을 길러야 합니다. 스트레스호르몬이 독으로 작용하더라도 당장 몸에 이상이 생기지는 않습니다. 하지만 내면에 피해의식, 한, 분노 등이 무의식에 남아 가랑비에 옷 젖듯이 차곡차곡 쌓이면서 시름시름 온몸을 병들게 합니다. 물론 화를 그때그때 드러내면 당장의 화는 가라앉힐 수 있지만 인간관계가 악화되고 마음에 부담이 되어 남을 것입니다.

한 가정에서 엄마의 심리상태는 아이들에게 큰 영향을 끼칩니다. 엄마의 화병은 자녀에게 독이 되어 화병을 대물림해주기도 합니다. 가정은 이 세상 어느 곳보다 편안한 쉼터가 되어야 하고 부모는 세상 누구보다 가장 든든한 내 편이어야 하며 형제자매는 가장 친한 친구여야 합니다. 그러기 위해 화병을 자신이나 엄마의 문제로만 치부하지 말고 가족 모두의 문제로 생각하며 전문가의 치료를 받아야 합니다.

한의학적으로 화병은 수승화강을 원활하게 하는 한약과 약침으로 꾸준히 치료합니다. 단 치료를 본격적으로 시작하기 전에, 환자와 보호자를 진찰하면서 그 병이 발생한 원인을 함께 찾아보기 위해 충분히 이야기를 나눕니다. 가정의 문제나 가족의 갈등을 환자 혼자서 해결하는 것은 불가능에 가까운 일입니다. 하지만 그 병이 어디에서 시작되었는지 정확히 알면 제대로 된 치료를 시작할 수 있습니다. 그래야 치료를 통해 증상이 확실히 개선되고 몸과 마음이 평안해진 환자는 스스로 현재 처해 있는 상황을 객관적으로 판단할 여유가 생깁니다. 그러면 자신을 아끼고 보호해야 할 명분을 찾고 재발을 막기 위한 자구책도 세울 수 있습니다.

운동은 신체적으로는 물론 정신적으로도 건강해지는 가장 좋은 방법입니다. 운동을 통해 자신감, 활력감, 스트레스 대처 등의 심리 근육이 강해지기 때문입니다. 특히 화병은 우울증, 불면증, 소화장애 등의 증상을 동반하기 때문에 운동을 하면 큰 도움이 됩니다. 음악을 듣는 것도 과도한 스트레스 환경에서 자기 제어 능력을 키우는 데 효과가 있습니다. 음악은 환자의 심리적 스트레스를 완화하고 자아를 통합해서 정서적 균형을 유지하도록 도와주기 때문에 의학적 치료, 심리적 치료에 많이 이용됩니다. 음악을 듣는 것도 물론 좋지만, 악기를 직접 연주하거나 노래를 부르면 더 효과적이라는 연구 결과도 다수 있습니다.

가슴이 답답하고 상열감 때문에 힘들며 잠을 못 자고 심장이 두근거리며 호흡이 안되고 오랫동안 소화가 안되는 증상들이 한꺼번에 밀려올 때, 당장의 증상을 완화하는 약물이나 치료는 필요합니다. 하지만 화병은 신경안정제, 수면제 등의 약물로 완전히 치료할 수 있는 병이 아닙니다. 생활환경이 큰 영향을 끼치는 병이기 때문에 병이 생긴 원인과 과정에 대한 자각 없이 증상 완화 치료에만 의지하면 치료는 끝나지 않습니다. 증상의 재발을 막거나 완치하기 위해서는 원인을 반드시 해결해야 합니다.

기 살려주는 식재료

- **라벤더** = 라벤더lavender의 리날로올linalool, 아세트산리날릴linalyl acetate 성분은 심신을 안정시키고 신진대사가 원활하게 이루어지도록 해서 스트레스와 긴장, 신경성 두통, 불안, 불면증을 가라앉힙니다. 잠이 오지 않을 때 라벤더 오일을 몇 방울 섞어 반신욕을 하면 편하게 잠을 잘 수 있습니다. 라벤더 오일 냄새를 맡거나 라벤더차를 마

시는 것도 스트레스로 머리가 지끈거리는 통증이 있을 때 도움이 됩니다.

- **카모마일** = 국화과 식물로 한의학에서는 국화를 말려 감국^{甘菊}이라는 한약재로 사용하는데, 스트레스성 두통을 치료할 때 처방합니다. 카모마일chamomile의 아피제닌apigenin 성분은 항산화 효능이 있으며 불면증을 개선하는 데 도움이 됩니다. 또한 마음을 안정시키는 효과가 있어서 불안, 초조, 긴장, 우울감이 있을 때, 카모마일차를 마시면 마음이 진정되고 깊은 잠을 잘 수가 있습니다.

- **감자** = 스트레스를 조절하는 부신피질호르몬을 활성화해 불안, 초조, 우울감에 시달리는 사람에게 좋습니다. 성질이 서늘해서 예전에는 화상이나 자외선에 그을린 피부에 붙여 피부의 열기를 식히기도 했습니다.

- **호두** = 중국에서는 쉽게 피곤해지고 기운이 없을 때 몸에 부족한 양기를 보충하는 조양약^{助陽藥}을 처방하는데, 그 약에 호두를 넣습니다. 호두는 불면증이나 신경증에도 효과가 있어서 하루에 호두 두 알 정도씩만 먹으면 우울했던 마음이 편안해집니다.

- **시금치** = 체내에 엽산이 부족하면 뇌에서 기분을 좋게 해주는 신경전달물질인 세로토닌 생산이 줄어들어서 불면증, 불안증, 우울증이 나타나는데, 시금치의 엽산 성분이 불안감을 해소하고 신경을 안정시키는 효과가 있습니다.

- **바나나** = 바나나에는 세로토닌 생성에 도움을 주는 트립토판 성분이 함유되어 있어 심리적으로도 안정시키는 효과가 있습니다. 숙면을 취하도록 도와주는 아미노산, 마그네슘 성분도 함유되어 있습니다.

- **상추** = 상추의 잎이나 줄기에는 쓴맛을 내는 우윳빛 즙액이 들어 있는데, 이는 락투세린lactucerin과 락투신lactucin으로 진통, 최면 효과가 있습니다. 상추는 가슴에 막힌 기운을 풀어서 머리를 맑게 합니다. 따라서 스트레스를 받아 우울하거나 사소한 일에도 마음이 상해서 머리가 아프고 불안한 사람이 예민해진 신경을 편안하게 다스릴 때 먹으면 좋습니다.

- **셀러리** = 혈압을 내리고 피를 맑게 하며 소변이 잘 나오게 하고 신경을 안정시킵니다. 셀러리의 독특한 향은 프탈라이드phthalide 때문인데, 이 성분은 식욕 증진, 정신 안정, 두통 경감에 도움을 줍니다. 또한 혈관이 단단해지는 것을 막고 혈관벽을 부드럽게 유지해주므로 혈액순환이 좋아집니다. 이 때문에 혈압이 높거나 얼굴이 붉고 열이 많은 사람에게 좋습니다.

- **오미자** = 심장을 강화하고 면역력을 높여 기와 혈을 보강합니다. 또한 정신을 안정시키며 몸을 편안하게 해주기 때문에 스트레스가 심해서 집중력이 떨어지고 체력이 약해진 수험생에게 좋습니다. 불안해서 심장이 자꾸 두근거리거나 잠들지 못하는 사람에게도 도움이 됩니다.

- **두릅** = 두릅에는 비타민 C와 B_1 외에 신경을 안정시키는 칼슘이 많아 마음을 편하게 해주고 불안, 초조감을 없애는 데 도움이 됩니다. 신경쇠약이나 우울증을 없애고 마음을 편안하게 하려면 두릅의 줄기나 뿌리로 생즙을 내어 먹는 것이 좋습니다. 두릅순의 독특한 향을 내는 정유 성분 역시 마음을 편안하게 하고 활력을 줍니다.

가을 환절기 건강은 뿌리채소로 지켜라

가을이 시작되면 서늘한 바람이 불면서 목이 간질거리고 기침을 하는 사람이 늘어납니다. 감기 기침과는 다릅니다. 가래도 많지 않고 밤새 기침이 심해지지도 않으며 열이 나지도 않기 때문입니다. 환절기에 약간 찬 바람이 불면서 이런 기침을 시작하면 약을 먹기도 애매합니다. 하지만 가을 환절기 기침을 제대로 멈추지 못한다면 야외활동하기 좋은 계절에 제대로 놀지 못할뿐더러 오히려 병을 키울 수 있습니다.

한의학에서는 이런 환절기 기침을 치료할 때 여름 더위를 이기느라 손상된 기운을 보하고 진액을 보충해서 기침을 멈추게 하는 한약을 처방합니다. 일교차가 크고 공기가 차가워지는 기온 변화에 몸이 편안하고 빠르게 적응하도록 돕는 것입니다. 이때 가정에서 어떤 음식을 먹는지에 따라 회복 속도가 달라질 수도 있습니다.

몸이 차가운 사람도 배추를 잘 먹을 수 있게

배추에는 소화 흡수를 돕는 부드러운 섬유질이 많이 들어 있습니다. 배추를 다른 음식과 함께 먹으면 소화가 잘되고 배변 활동도 원활해져서 대장암도 예방할 수 있습니다. 특히 배추 생즙은 정신을 맑게 하고 갈증을 해소하기 때문에 숙취로 갈증이 심한 주갈酒渴을 푸는 데도 좋습니다. 숙취 해소 음식으로도 얼큰하게 끓인 배춧국이 좋습니다.

온 가족이 함께 담가서 이웃과 나누는 김장 문화와 김치는 정을 나눌 수 있는 훌륭한 자산인 동시에 겨울에 부족할 수 있는 비타민을 보충할 수 있는 공급원입니다. 또한 배추는 감기를 물리치는 특효약입니다. 배추에 풍부하게 함유된 비타민C는 열을 가하거나 소금에 절여도 잘 파괴되지 않습니다. 배추에 함유되어 있는 칼슘은 뼈를 튼튼히 하는 데도 도움이 되지만 체내 산성을 중화하며 혈압을 낮추는 효과도 있습니다.

한의학적으로 배추는 수분이 많고 성질이 서늘하기 때문에 성격이 급하고 상체에 열이 많은 소양인에게 적합하며, 몸이 냉한 소음인에게는 몸을 더욱 차갑게 하는 식품입니다. 그러나 우리 선조들은 김치를 만들 때 맵고 따뜻한 성질의 생강, 마늘, 고추, 파 등의 양념을 넣어서 맛도 좋게 할 뿐 아니라 배추의 차가운 기운을 중화시켜 어떤 체질의 사람이 먹더라도 부작용이 없도록 궁합을 맞추었습니다.

가을 무는 보약

"무 장수는 속병이 없다"라는 속설이 있을 정도로 우리나라 토종 무는 소화와 해독작용을 돕고 원기를 북돋는 효과가 탁월합니다. 그래서 고기나 생선회를 먹을 때 무와 함께 먹거나 무즙에 찍어 먹으면 소화가 잘됩니다.

기침을 하거나 목이 아플 때 호흡기 점막에 수분을 공급하고 면역력을 강화하기 위해서는 충분한 수분과 비타민C를 섭취해야 합니다. 서리 내린 후에 캐내는 겨울 무가 바로 그 역할을 톡톡히 합니다. 무즙은 담을 삭이는 거담작용을 하기 때문에 감기에 걸렸을 때 즙을 내서 먹으면 좋습니다. 무는 꿀과 궁합이 아주 좋은데, 무를 얇게 저며 꿀에 재운 무꿀즙을 먹으면 기침이 호전되고 몸이 빨리 편해집니다.

흡연자는 특히 무를 많이 먹어야 합니다. 무는 니코틴nicotine을 중화하는 해독작용을 하며 이뇨작용을 통해 노폐물을 배출하는 효과가 뛰어납니다. 따라서 담배를 많이 피우는 사람이라면 무생채나 뭇국, 무밥, 무김치 등 무로 만든 음식을 자주 먹는 것이 좋습니다. 그 밖에도 소염작용을 하며 혈압을 내리고 담석을 용해하기 때

165

문에 담석증을 예방할 수 있습니다.

무에는 같은 양의 사과와 비교했을 때 비타민C가 최소 열 배나 많습니다(무 100그램에 44밀리그램 함유). 특히 껍질 부분에 두 배 넘게 많이 들어 있기 때문에 무를 먹을 때는 되도록 껍질을 깎지 말아야 합니다. 껍질의 흙을 물로 깨끗이 씻어내고 껍질째 조리하는 것이 좋습니다. 무와 궁합이 맞지 않는 것은 오이, 당근, 호박입니다. 이 채소들에는 비타민C를 파괴하는 효소인 아스코르비나아제ascorbinase가 들어 있기 때문에 함께 요리하지 않는 것이 좋습니다. 또한 당근, 오이, 호박 등은 아스코르비나아제가 특히 많은 껍질을 벗기거나 익혀서 식초와 함께 먹는 것이 좋습니다.

기력을 회복하는 산약, 마

'산에서 나는 약'이라고 해서 '산약山藥'이라는 한약재로 부르는 마는 《동의보감》에서 "신장의 기운을 보충하고 설사를 멎게 하며 위장 등 오장을 튼튼하게 해 기력을 회복시킨다"라고 했습니다. 한의학에서는 어지럼증과 두통, 진정, 체력 보강, 담 제거 등을 위해 약으로 처방해온 한약재입니다. 지구력을 강화하기 때문에 체력이 중요한 수험생들에게 최고의 영양 식품입니다. 또한 비타민 B_1, B_2, B_{12}와 필수아미노산을 함유하고 있어서 남성호르몬 생성량을 증가시키므로 남성의 정력 강화와 원기회복에 좋습니다.

마는 소화불량, 위장장애가 있는 사람, 속 쓰림이 심한 사람, 소화기능이 약한 노약자에게 도움이 됩니다. 끈끈한 점액질에 함유된 소화효소와 단백질의 흡수를 돕는 뮤신 성분이 위벽을 보호하기 때문에 식전에 전채 요리로 먹으면 매우 좋습니다. 또한 마에 들어 있는 디아스타아제diastase는 녹말 성분을 포도당으로 전환시켜 인슐린 분비를 촉진하기 때문에 당뇨병 환자에게 좋습니다. 당뇨병 환자는 영양보충과 갈증 해소용으로 마즙을 장기 복용해도 좋습니다.

그 밖에도 마는 심혈관계에 지방이 침전되는 것을 막고 혈관의 유연성을 유지시켜 동맥경화를 예방합니다. 혈관 내 콜레스테롤 수치를 낮추고 피하지방의 침전도를 줄이기 때문에 비만 예방에도 효과적입니다. 또한 식이섬유가 풍부해서 장속 유해균을 빨리 청소하기 때문에 변비에도 좋습니다. 변비가 있는 사람은 생마를 갈아 우유에 타 먹거나 샐러드로 만들어 먹으면 좋습니다.

마는 구워 먹거나 쪄서 말린 뒤 가루로 만들어 먹기도 하지만 날 것으로 먹는 것이 가장 좋습니다. 마에 함유된 효소가 열에 약하기 때문입니다. 특히 뮤신 성분은 가열하면 파괴될 수 있습니다.

쓴 뿌리채소도 맛있게 먹는 방법

당근에 풍부한 비타민A는 기관지 점막을 튼튼하게 하고 저항력을 키워서 기관지염 예방과 치료에 효과가 있을 뿐 아니라 백일해나 기침 치료에도 도움이 됩니다. 당근에 풍부한 베타카로틴과 알파 카로틴α-carotene은 강력한 항산화제 가운데 하나로, 발암물질과 독성물질을 무력화합니다. 또한 활성산소가 체내 세포를 손상시키는 것을 예방하고 호흡기가 건강해지도록 도와줍니다.

이런 당근을 잼으로 만들어 먹어봅시다. 당근 두 개를 잘게 썰어서 물을 약간 붓고 푹 익힌 다음 오렌지 주스 한 컵과 함께 믹서에 넣고 갑니다. 여기에 설탕이나 물엿을 넣고 물기가 없어질 때까지 졸인 후 레몬즙을 약간 넣으면 당근잼이 됩니다. 이렇게 하면 당근을 싫어하는 아이나 어른 모두 맛있게 당근을 먹을 수 있습니다.

가을에는 도라지차를 만들어놓는 것도 좋습니다. 도라지 40그램과 감초 80그램을 물 1.5리터에 넣어 끓인 뒤 냉장 보관해두고, 물처럼 꾸준히 마시면 가래가 줄고 기침이 잦아듭니다. 도라지의 쌉싸름한 맛을 내는 사포닌이 호흡기 점막의 점액 분비량을 눈에 띄게 증가시키기 때문에 가래가 줄어드는 것입니다. 한약재로 길경桔梗이라고도 불리는 도라지는 기침을 가라앉히고 염증과 궤양을 억제하며 면역기능을 향상시키는 효과가 있어서 목감기, 인후염, 급만성 기관지염, 편도선염, 천식 등의 호흡기질환에 광범위하게 사용할 수 있습니다.

그 밖에도 기침에 효과가 있는 은행으로 죽을 만들어 먹거나, 기관지를 보호하는 양파로 즙을 내어 먹으면 가을 환절기에 찬 바람이 불어도 건강하게 보낼 수 있습니다.

4

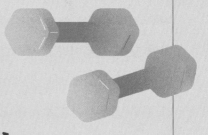

신神

마흔부터 느리게,
일흔에도 나답게

건강하게 나이 들기 위해
세 번째로 살펴야 할 요소는 '정신건강'입니다.
삶의 태도를 비롯해 우울, 불안, 공황장애 등 영혼의 아픔은
운동과 식단만큼 건강과 직결되는 요소입니다.

13.

마음의 시계를
거꾸로 돌리는 습관

자꾸 잊어버리고 어떤 일을 바로 기억해내는 것이 어려워
지면 노화 때문이라고 생각합니다. 그러나 실제로는 나이
와 상관없이 뇌에 피로가 쌓이고 대뇌 활성도가 떨어져 뇌
가 포화상태에 이르면 누구나 기억력이 떨어집니다. 곧 기
억력 저하의 원인은 노화가 아니라 뇌 피로인 것이지요. 특
히 나이 많은 사람일수록 과거의 경험이나 기억이 많기 때
문에 기억에 간섭이 잘 일어납니다. 이런저런 생각이 많이
떠오르기 때문에 오히려 생각나지 않는 것인데, 알츠하이머
병 같은 질병에 걸리지 않아도 누구나 이런 간섭 현상을 겪
을 수 있습니다.

'무언가를 기억해내기가 어려운 건 늙어서 그런 거야'라
고 생각하지 마세요. 1979년, 하버드대학교 심리학과 교수
인 엘렌 랭어Ellen Langer는 주변 환경을 20년 전으로 되돌린

한적한 수도원에 70대 후반에서 80대 초반의 노인 여덟 명을 모았습니다. 그리고 일주일 동안 청소, 설거지 등의 집안일을 포함해 여러 가지 일을 스스로 하면서 20년 전처럼 생활하게 했습니다. 그 결과는 놀라웠습니다. 혼자서는 아무것도 못했던 노인들이 일주일 후에 표정이 밝아지고 활동량이 늘어났으며 기력, 청력, 기억력, 피부상태 등이 50대로 돌아갔습니다. 마음의 변화가 신체 나이를 되돌린 것입니다. 이것이 그 유명한 '시계 거꾸로 돌리기 실험'입니다. 늙는다고 생각하면 스스로 신체적인 노화를 가속하게 됩니다.

알츠하이머병도 생활습관이 관건

노년 알츠하이머병의 원인으로는 주로 젊을 때부터 축적된 뇌 신경의 퇴화가 꼽히기 때문에 30~50대부터 알츠하이머병을 주의해야 합니다. 특히 알츠하이머병 환자 세 명 중 두 명은 여성이라고 하니 30~50대 여성들은 각별히 주의해야 합니다.

알츠하이머병 가족력이 있으면 알츠하이머병에 걸릴 확률이 서너 배 더 높습니다. 알츠하이머병 유병률이 남성에 비해 여성에게서 최소 두 배 높으니 엄마가 알츠하이머병을 앓았다면 딸도 알츠하이머병을 앓을 확률이 매우 높다는 결론이 나옵니다. 제가 진료실에서 만나는 많은 여성 환자가 엄마의 알츠하이머병 때문에 걱정을 많이 합니다. 본인이 자율신경실조증이나 화병, 분노조절장애 등을 앓다 보니 자신의 엄마처럼 뇌 피로도가 쌓여 알츠하이머병에 걸릴까 봐 걱정하는 것입니다. 그러나 뇌 신경의 퇴화에 관심을 갖고 건강한 식단을 유지하며 체중을 조절하고 규칙적으로 신체 활동을 한다면 얼마든지 발병률을 낮출 수 있습니다. 가족력이 있다고 걱정만 하지 말고 건강을 유지하기 위해 더 노력하는 것이 우선되어야 합니다.

알츠하이머병 발병 위험은 60세 이후부터 5년마다 눈에 띄게 높아집니다. 그 시기부터 고혈압, 당뇨병, 뇌혈관질환, 암 등의 발병률과 함께 알츠하이머병 발병률도 증가하는 것입니다. 보통 알츠하이머병은 노년기 질병이라고 생각합니다. 하지만 최근에는 디지털 기기를 주로 사용하고 야외활동이 줄어든 생활습관 때문에 젊은 층에게서 조기 알츠하이머병 발병률이 빠르게 증가하고 있습니다. 움직이지 않고 손안에서 모든 것을 해결할 수 있는 디지털 세상에서 젊은 층의 성인병 발병률과 함께 알츠하이머병 발병률도 높아진 것입니다. 이제는 노년 알츠하이머병이 아니라 청년 알츠하이머병도 걱정해야 합니다.

청년 알츠하이머병에도 마찬가지로 남성보다는 여성이 취약합니다. 남성과 여성의 스트레스 반응경로에는 차이가 있습니다. 스트레스를 받으면 스트레스호르몬이 다량 방출되는데, 여성은 남성에 비해 이 스트레스호르몬을 더 흡수해서 알츠하이머병의 원인이 되는 아밀로이드베타amyloid beta 단백질을 더 많이 만들어낸다는 연구 결과가 있습니다. 이처럼 같은 스트레스에 다르게 반응하기 때문에 남녀의 알츠하이머병 발병률에 차이가 생기는 것이지요.

미국 매사추세츠종합병원과 하버드대학교 의과대학 공동 연구팀은 조기완경으로 갱년기가 빨리 찾아온 여성일수록 알츠하이머병에 걸릴 위험이 더 높아진다고 밝혔습니다. 해당 연구팀은 흡연, 음주 같은 생활습관을 통제한 다음에도 같은 결과를 얻었다고 보고했습니다. 체내에서 자연 분비되는 여성호르몬은 뇌에 침착되어 알츠하이머병을 일으키는 아밀로이드베타와 타우tau 단백질 수치가 높아지지 않도록 보호합니다. 40세 이전에 완경하거나 난소를 포함해 자궁을 적출한 여성의 경우 여성호르몬 분비가 빠르게 감소되기 때문에 알츠하이머병에 걸릴 위험이 높아지는 것입니다.

하지만 알츠하이머병 발병률을 낮추기 위해 65세 이상까지 오랫동안 호르몬치료를 할 경우, 알츠하이머 발병률을 오히려 두 배 가까이 높인다는 연구 결과가 있습니다. 아밀로이드베타와 타우 단백질은 완경 이행기 즈음부터 이미 뇌에 축적되고 있기 때문입니다. 따라서 완경 이후 불면증, 안면홍조, 관절통, 식은땀 등의 갱년기증후군 증상이 생활습관 개선만으로 호전된다면 호르몬치료에 의존할 필요는 없습니다.

적절한 야외활동의 두 가지 이점

비타민D가 장기적으로 부족해도 알츠하이머병 발병률이 높아집니다. 비타민D는 뇌에서 수면호르몬인 멜라토닌 분비를 유도해 숙면할 수 있도록 돕습니다. 또한 뇌의 신경퇴행을 유발하는 아밀로이드베타와 타우 단백질 수치가 높아지지 않게 합니다. 비타민D는 체내에 1밀리리터당 30나노그램 이상이 되어야 정상이지만, 대한민국 국민 평균 비타민D 수치는 1밀리리터당 16.1나노그램으로 위험한 수준입니다. 진료실에서 만난 자율신경실조증, 화병, 불면증 환자

대부분이 비타민D 수치가 극도로 낮아서 주사를 맞거나 비타민D 보충제를 복용해야 했습니다. 사우스오스트레일리아대학교 정밀건강센터 연구팀이 영국 바이오뱅크 유전자 데이터를 분석한 결과에 따르면, 비타민D 혈중 수치가 1밀리리터당 10나노그램인 사람은 20나노그램인 사람보다 알츠하이머병 발병률이 54퍼센트 높습니다. 남성에 비해 여성이 야외활동을 적게 해서 비타민D 수치가 상대적으로 낮은 것 또한 여성 알츠하이머병 환자가 더 많은 이유 중 하나일 것입니다.

야외활동을 하면 다른 사람과 교류하게 됩니다. 물론 다른 사람과의 관계를 원만하게 유지하는 것이 쉽지는 않습니다. 스트레스를 주는 관계도 있을 것이고 관계를 잘 유지하려다가 오히려 스트레스를 받기도 합니다. 그러나 사람들과 관심을 주고받고 정을 나누면 마음이 젊어지는 비결이 될 수도 있습니다. 혼자 고립되어 대인관계를 끊고 지내면 나이에 상관없이 우울증, 알츠하이머병이 발생할 확률이 높아진다는 연구 결과도 있습니다.* 앞에서 살펴본 화병의 사례처럼 사람 때문에 마음의 병을 얻으면 몸이 아프기도 합니다

---

* 이민아, 〈사회적 연결망의 크기와 우울: U자형 관계와 대인신뢰의 조절효과〉, 《한국사회학》, 2013;47(4):171-200.

만 결국 사람이 답이고 사람이 약입니다. 가족과 좋은 유대 관계를 맺는 것이 가장 좋은 약이지만, 그럴 수 없다면 친구나 지인과의 관계에서 소통을 원활하게 유지해야 합니다.

명상의 다각적 효과

명상을 하면 대뇌와 부교감신경의 활성을 도와 집중력을 높이고 질 높은 수면을 유도하며 면역력을 강화할 수 있습니다. 명상 전후에 혈압, 심장박동수, 체온 등이 뚜렷하게 변화한다는 사실을 밝혀낸 논문들이 이미 1960년대부터 쏟아져 나왔습니다. 명상 중에 심혈관계 기능, 혈당, 혈중 지질 농도가 안정되고 코르티솔 농도가 떨어지며 수면을 유도하는 멜라토닌 수치가 높아지고 각종 만성통증 반응이 감소한다는 연구 결과도 많습니다. 결과적으로 명상을 하면 우울, 분노, 짜증, 피로가 줄어들고 긍정적이고 창의적인 감정이 생기며 뇌가 구조적으로 변화하는 데 도움을 줍니다.

현대인은 도파민 중독 사회에서 살아가고 있다고 해도 과언이 아닙니다. 쾌감을 느끼게 하는 신경전달물질인 도파민은 보통 맛있는 음식을 먹거나 쇼핑을 하거나 재미있는 영화를 보거나 무언가 성취를 이룰 때 뇌에서 분비됩니다. 하지만 스마트폰에서 계속 울리는 메신저와 SNS알람, 자극적이고 짧은 숏폼 콘텐츠 등에 길들여져 도파민에 내성이 생긴 현대인의 뇌는 더욱 더 강한 자극을 맛보아야만 도파민이 분비되는 지경에 이르렀습니다. 독서, 여행 등 평범한 여가활동으로는 도파민이 분비되지 않는 지경에 이른 것입니다.

이때에도 명상이 도움이 됩니다. 하루에 30분, 짧게는 10분이라도 생각을 내려놓고 몸이 느끼는 것들을 있는 그대로 받아들인다면 도피민 중독 회로가 약화돼 잃어버린 집중력도 되찾고 일상의 소중함도 다시 깨달을 수 있습니다. 명상으로 하여금 쉬지 못하는 뇌에게는 휴식을 주고, 더 이상 자극을 쫓는 삶이 아닌 나에 집중하는 삶으로 되돌리는 것입니다. 다시 말해 주기적으로 명상을 하는 것은 과학적으로 신체적, 정신적 노화를 예방하는 지름길인 셈입니다.

14.

마흔부터는
느리게 살아야 한다

교감신경과 부교감신경은 반대로 작용합니다. 교감신경이
심장을 빨리 뛰게 한다면 부교감신경은 심장을 천천히 뛰
게 합니다. 교감신경이 위장운동과 소화액 분비를 억제한다
면 부교감신경은 위장운동과 소화액 분비를 자극합니다. 교
감신경이 활동과 행동을 자극하는 아드레날린을 분비한다
면 부교감신경은 몸의 휴식과 회복을 촉진하는 아세틸콜린
acetylcholine을 분비합니다. 나이가 많아도 부교감신경이 활성
화되면 혈압이 안정되고 혈액순환이 좋아지며 근육이 부드
러워져서 신체 나이를 되돌릴 수 있습니다.

　물론 부교감신경도 과항진되면 문제가 일어날 수 있습니
다만 항상 긴장한 상태로 생활하는 현대 사회에서는 과도한
스트레스 등으로 인해 교감신경이 과항진되어 몸과 마음에
문제가 생기는 경우가 많습니다. 큰 스트레스를 받을 정도

의 외상성 사건을 겪었거나 정신건강 전문의가 심각한 우울장애, 양극성정동장애를 겪는다고 진단했다면 치료방법이 달라야겠지만 아래와 같은 경우라면 일상생활에서 느리게 사는 방법을 연습해야 합니다.

잠 못 드는 밤, 당신의 긴장은 풀리지 않았다

"일 년 전에 개인적인 일로 스트레스를 너무 많이 받아서 몇 달 동안 잠을 전혀 못 잤습니다. 시간이 지나니 괜찮아졌어요. 그런데 요즘 고3인 둘째 아이를 챙겨주느라 늦게 자고 새벽에 일어나는 생활을 반복했더니 한 달쯤 전부터 잠을 자다가 한 시간에 한 번씩 깹니다. 제가 왜 잠을 못 자는 걸까요?"

_45세 여성

"2년 전 완경 이후부터 불면증이 생겼습니다. 어쩌다가 잠이 들어도 밤새 자다 깨다를 수십 번 반복하니 매일매일 피곤하고 몽롱합니다. 요즘에는 기억력도 심하게 떨어져서 단어나 지명, 사람 이름이 기억이 안 나 업무에 큰 지장이 있어요."

_52세 여성

"사업을 시작하면서 불면증이 생겼어요. 수면제를 먹어야 잠을 잘 수 있을 정도였죠. 이제는 수면제를 먹어도 30분 내지 한 시간밖에 못 잡니다. 지난 한 달 동안은 너무 불면증이 심해 수면제를 매일 먹었는데도 잠을 도통 잘 수가 없어서 너무 힘들었어요." _33세 여성

잠은 하루 종일 일한 뇌의 피로를 푸는 휴식시간입니다. 잠을 제대로 자지 못하면 정신적인 활동이 둔해져 일의 효율성이 떨어집니다. 미국 국립보건원National Institutes of Health, NIH의 연구를 비롯해 여러 연구 결과를 종합해보면, 평소보다 네 시간 못 자면 반응속도는 50퍼센트 느려지며 밤을 새우는 경우 두 배 정도 더 느려집니다. 또한 뇌에 피로가 계속 쌓이고 뇌세포에 좋지 않은 영향을 끼칩니다. 수면시간이 여섯 시간 미만인 사람은 적정 시간을 유지한 사람보다 암에 여섯 배, 뇌졸중에 세 배, 당뇨병에 세 배, 알츠하이머병에 네 배 더 많이 걸릴 수 있으며 우울증에 걸리거나 자살을 떠올릴 확률도 높습니다.

세계수면학회World Sleep Society, WSS 발표에 따르면 한국인의 26퍼센트는 수면 부족을, 31퍼센트는 불면증을 겪고 있다고 합니다. 아예 잠들지 못하는 상태뿐 아니라 자는 중간

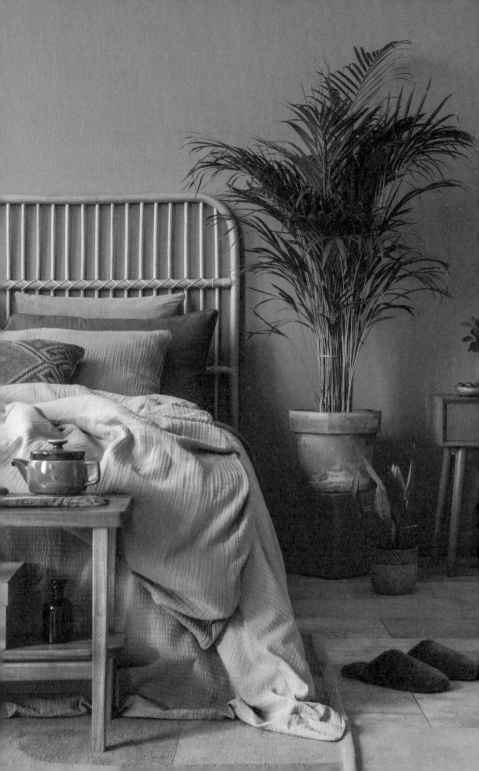

에 잘 깨거나 다시 잠드는 것이 힘들다면 수면에 문제가 있다고 의심해야 합니다. 불면증을 유발하는 요인은 다양합니다. 우울증으로 인한 불면증, 갱년기 열감과 땀 때문에 생긴 불면증, 암 때문에 생긴 불면증, 월경주기에 따라 겪는 불면증, 만성 스트레스 상태에서 이유 없이 생겼다가 해소되지 않는 불면증 등입니다. 최근에는 자기 전에 스마트폰을 많이 사용하면서 수면패턴이 망가지고 수면 부족을 호소하는 경우도 많습니다.

이렇게 깊이 잠들지 못하는 원인은 교감신경이 과항진되기 때문입니다. 심신을 이완하고 자율신경계의 균형을 유지해야 자연스럽게 숙면을 취할 수 있습니다. 이를 위해 한의학에서는 한약과 약침을 처방해서 스스로 잠들 수 있는 몸 상태가 되도록 치료합니다. 수승화강으로 기혈을 순환시켜서 머리 위로 떠 있는 화를 아래로 끌어내리도록 자율신경계 균형을 맞춥니다. 스마트폰 사용, 음주, 야식 등을 줄이고 운동, 명상 등을 늘릴 것을 권하기도 합니다. 경우에 따라 수면유도제나 수면제의 도움을 받을 필요도 있지만, 결국 우리에게 필요한 것은 약 없이도 자연스럽게 잘 수 있는 건강한 몸입니다.

부교감신경을 활성화시키는 느린 습관

숙면을 취하기 위해서는 근본적으로 부교감신경을 활성화시켜야 하는데, 이를 위해서는 먼저 감정 청소를 해야 합니다. 스트레스를 받으면 부신피질에서 코르티솔이 바로 분비되어 걱정, 불안, 초조, 분노 등의 감정을 느낍니다. 해소되지 못하고 무의식중에 쌓인 감정 찌꺼기는 교감신경을 과항진시키고 질병에 걸리게 만듭니다. 코르티솔이 과잉 분비되어 근육 경직과 수축·근육통·관절통 등의 근골격질환, 호르몬 이상·대사증후군 등의 내분비질환, 중풍·고혈압 등의 심혈관질환, 불면증·화병·공황장애·만성피로증후군 등의 정신질환, 월경불순·무월경·과다월경·발기부전 등의 생식기질환은 물론이고 암이나 알츠하이머병 등의 다양한 질병이 꼬리에 꼬리를 물고 발생하게 되지요.

현대인이라면 혼자 있을 때 언제 어디서든 늘 할 수 있는 감정 청소 습관을 갖는 것이 좋습니다. 집 안을 청소하다 보면 오래 쌓인 먼지는 진득하니 바닥에 달라붙어 잘 떨어지지도 않습니다. 먼지를 자주 닦아낼수록 집이 깨끗하게 유지되듯이 자주 자신의 마음을 돌아보고 감정을 관리하는 방법을 알아야 스트레스에 잘 대처하는 몸을 만들 수 있습니다.

첫 번째로 권하고 싶은 감정 청소 습관은 호흡법입니다. 그중에서도 긴 복식호흡을 권합니다. 불안, 초조, 긴장감이 들면 호흡이 얕아지고 내쉬는 숨이 짧아집니다. 이때 양손을 가슴과 윗배에 각각 얹고 숨을 천천히 자연스럽게 들이마시고 내쉬면서 어느 부위에 얹은 손이 오르내리는지 확인해보세요. 가슴에 얹은 손이 오르내리거나 양손이 모두 오르내린다면 호흡이 얕고 심리적으로 불안한 상태라는 뜻입니다. 이때는 천천히 호흡하면서 가슴에 얹은 손은 움직이지 않고 윗배에 얹은 손만 오르내리도록 호흡합니다.

의식적으로 복식호흡을 하는 것이 어색하다면 혼자 있을 때 노래를 불러보세요. 노래하는 방법을 배울 때는 호흡부터 배울 정도로 노래하는 데 필요한 호흡법은 따로 있습니다. 음정과 박자에 맞춰 노래를 할 때는 제대로 호흡해야 합니다. 음을 울리는 몸속 공간을 더 넓게 만들고 밖으로 내보내는 음을 길게 유지할 수 있어야 합니다. 사실 노래할 때 호흡하는 방법은 명상, 복식호흡, 참선할 때 하는 호흡법과 비슷합니다. 얼마나 깊이 들이쉬고 어느 정도로 길게 천천히 내쉬느냐의 차이가 있을 뿐 그 방식은 같지요.

'멍 때리기' 역시 뇌가 쉴 수 있는 좋은 방법입니다. 멍 때리는 동안 뇌에서 과하게 활성화되었던 영역이 차분해지면서 뇌 혈류가 좋아지고 뇌파가 안정됩니다. 피곤하고 지쳐서 멍해지는 것과는 전혀 다릅니다.

워싱턴대학교 뇌과학자 마커스 라이클Marcus Raichle 교수는 사람이 아무런 인지활동을 하지 않을 때 활성화되는 뇌 영역을 디폴트 모드 네트워크default mode network라고 했습니다. 이 디폴트 모드 네트워크가 활성화되면 사람들은 집중을 하지 않아도 SNS 알람, 전화 소리 등에 반응할 수 있는데, 현대인은 이 디폴트 모드 네트워크가 과도하게 활성화되어 있습니다. 늦은 밤에 피곤하고 지쳤을 때마저도 메신저가 울리면 답장을 하고 직장 메일에 답장을 하는 상태가 여기에 해당합니다.

복식 호흡과 진정한 멍 때리기는 모두 부교감신경을 활성화합니다. '빨리빨리'가 당연한 한국 사회에서는 학생이든 직장인이든 가정주부든 시간에 쫓기는 일이 많습니다. 이런 경우 교감신경이 항진되어 심장박동이 빨라지고 호흡이 짧아지면서 스트레스 뇌파인 높은 수준의 베타파가 나오고 뇌는 각성상태에 들어갑니다. 각성상태가 오래 지속되면 아드레날린과 노르아드레날린noradrenaline이 과도하게 분비되면서 감정이 격해지고 공격성이 드러납니다. 혈류 속도도 빨라져 혈압이 높아지고 피로가 쌓이며 감정이 무뎌집니다.

행복감이 줄어들고 자존감은 낮아집니다.

부교감신경이 활성화되면 심장박동이 안정되고 호흡이 길어지며 평안한 상태의 뇌파인 알파파가 나옵니다. 표정이 부드러워지고 감정이 섬세해지며 행복감이 생깁니다. 혈류 속도도 느려져서 심장 부담이 줄어듭니다. 부교감신경은 여유가 있을 때 활성화됩니다. 시간의 여유, 마음의 여유 말입니다.

식습관을 예로 들어볼까요? 앞서 여러 번 이야기했듯이 GMO를 피하고 제철재료들로 밥상을 차려야 하며 밥을 먹는 속도도 조절해야 합니다. 배가 부르다고 느끼는 것은 포만감을 조절하는 렙틴leptin이 분비되기 때문입니다. 그런데 렙틴이 분비되는 속도보다 빠르게 밥을 먹으면 포만감을 느끼지 못해 식사량이 늘어납니다. 혈당 수치도 급격히 올라갔다가 빨리 떨어지기 때문에 몸이 안정된 상태를 유지할 수 없습니다. 천천히 꼭꼭 씹어 먹으면서 30분 정도의 식사 시간을 지켜보세요. 통곡물, 토마토, 고구마, 콩 등 혈당지수가 낮은 음식들을 섭취하는 것도 도움이 됩니다.

빠르게 뛰거나 순간적으로 무거운 바벨을 들어올리는 운동도 해야 하지만 같은 정도로 느리고 유연하게 움직이는 운동도 해야 합니다. 천천히 호흡하면서 느리게 운동하면 근육이 부드러워지고 신진대사와 혈액순환이 좋아집니다. 특히 잠에 들기 전에는 심장박동이 급격히 빨라지는 운동을 하는 것보다 요가, 걷기 등의 운동을 고르고 깊게 호흡하면서 꾸준히 하는 것이 부교감신경을 활성화하는 데 도움이 됩니다. 이렇게 느린 운동을 하면 우울감, 불안, 긴장을 해소하는 데도 좋습니다.

식물이 사람을 살린다

식물집사, 반려식물, 텃밭 가꾸기, 플랜테리어planterior, 홈가드닝home gardening, 정원치유, 식테크 등의 용어가 요즘 눈에 띌 정도로 식물을 키워보려는 사람이 많이 늘었습니다. 그런데 이러한 취미가 사람을 살릴 수 있습니다. 사람은 식물과도 교감할 수 있기 때문입니다. 식물이 자라면서 줄기가 뻗어 나가고 꽃이 피고 열매가 맺히는 것을 매일 살펴보는 것 자체가 식물과 관계를 맺는 행위입니다. 흙에 씨앗을 심고 새싹이 돋아나 줄기가 자라고 잎이 커지며 꽃이 피는 과정에서 우리는 성취감, 자존감, 자기효능감을 느낄 수 있습니다.

식물 키우기는 심리적인 안정감을 갖고 뇌의 피로를 푸는 데도 도움이 됩니다. 국립수목원에서 2021년도부터 조현병이나 우울증 등 정신질환이 있는 200여 명을 대상으로 20회 이상의 정원활동 프로그램을 운영했습니다. 그 결과 정원활동 참여자와 비참여자의 정신건강 지수를 비교했을 때 스트레스 정도, 우울증, 면역기능, 삶의 질 등에 유의미한 차이가 있다고 밝혔습니다. 미국에서도 관련 연구 결과를 반영해 의료시설 등에서 치료 목적으로 치유정원을 조성하는 사례가 늘어나고 있습니다. 정신질환을 치료하기 위해 약물에만 의존하는 것보다 식물을 키우고 흙을 만지면 치료에 큰 도움이 되는 것입니다.

밤새 뇌 각성상태가 지속되어 잠을 못 자는 사람, 과호흡 상태가 자꾸 재발하는 공황장애 환자, 억울하고 힘든 마음이 쌓여 울화가 가득한 사람, 온몸의 여기저기에서 느껴지는 원인 모를 통증으로 진통제에 의존하는 사람 말고도 상체나 얼굴로 열감이 자꾸 올라오는 사람, 온몸 또는 몸 일부분에서만 땀이 줄줄 흘러 일상생활이 힘든 사람은 식물을 가까이 하면 도움을 받을 수 있습니다. 그 밖에도 식물을 키우면 가습, 전자파 흡수, 공기정화 등의 효과가 있고 실내를 아름답게 꾸밀 수도 있습니다. 흙을 만지고 식물을 가꾸면 더 많이 움직이게 되므로 신체건강에도 도움이 됩니다.

우울감 해소에 도움되는 식재료

- **고추** = 한의학에서는 매운맛이 인체의 기운을 외부로 발산시켜 우울증이나 스트레스 해소에 도움이 된다고 봅니다. 실제로 매운맛은 신진대사와 관련된 교감신경을 활성화해서 나른하고 우울한 기분을 해소하는 효과가 있습니다. 매운 음식을 먹으면서 땀을 흠뻑 흘리고 나면 개운하고 시원함을 느끼는 것도 그러한 영향 때문입니다. 특히 고추의 매운맛은 뇌의 자연 진정제인 엔도르핀을 분비해서 기분을 좋게 만듭니다.

고추는 성질이 뜨겁고 침샘과 위샘을 자극해 위산 분비를 촉진하고 소화를 돕기 때문에 평소 몸이 차고 소화가 잘되지 않는 사람에게 좋은 식품입니다. 고추에는 비타민 A와 C도 듬뿍 들어 있는데, 고추에 함유된 비타민C는 최소 사과의 스무 배, 귤의 두 배에 이르며 캡사이신이 비타민의 산화를 막기 때문에 조리를 해도 영양소 파괴가 적습니다. 그러나 매운맛을 내는 재료들은 위를 심하게 자극하므로, 위가 약한 사람은 빈속에 먹지 말아야 하고 식후에도 많이 먹는 것은 좋지 않습니다.

- **식초** = 입맛이 없고 피로가 쌓일 때 시큼한 식초를 넣은 음식을 먹으

면 입맛이 돌고 피로가 풀립니다. 식초에 함유된 시트르산citric acid이 피로와 노화의 원인인 젖산lactic acid이 발생하는 것을 막고 또 이미 생긴 젖산을 분해하기 때문입니다. 또한 식초의 유기산은 신진대사를 활발하게 하고 에너지 방출을 도우며 몸속에 있는 노폐물과 몸에 나쁜 활성산소를 없앱니다.

- **오미자** = 오미자에는 다섯 가지 맛이 있습니다. 껍질과 살은 달고 시며, 씨는 맵고 쓰면서 모두 짠맛이 납니다. 이렇게 다섯 가지 맛을 모두 갖고 있기 때문에 오장의 기운을 모두 자극하는 좋은 약재입니다. 특히 신체적, 정신적으로 피로하고 나른할 때 차로 마시면 중추신경을 자극해서 몸의 기운을 새로 솟게 하며 피로감이 없어지고 무력감과 우울감도 쫓아낼 수 있습니다. 예로부터 젊어지는 항노화 음식으로도 알려져 자양강장제로 널리 쓰이고 있습니다.

- **초콜릿** = 초콜릿의 당분은 신경을 부드럽게 해서 피로를 없앱니다. 피로하거나 안정이 잘 안될 때, 신경과민일 때 먹으면 미량의 카페인이 중추신경을 가볍게 자극해 침체된 기분을 밝게 해줍니다. 또한 초콜릿에 들어 있는 카카오향은 정신을 안정시키고 집중력을 높입니다. 그러나 기분을 전환시키는 효과가 일시적이기 때문에, 너무 많이 먹으면 우울증이 더 심해진다는 연구 결과도 있습니다. 또 살이 찔 수 있으니 적당히 먹는 것이 좋습니다.

15.

삶의 변곡점에서
다시 나를 살펴라

30대 여성인 H는 업무 특성상 해외 출장이 잦아서 비행기를 자주 타야 했습니다. 여느 때처럼 비행기를 타고 출장을 가던 어느 날 갑자기 공황발작을 일으켜 응급실로 이송됐습니다. 저를 찾아왔을 때는 더 이상 비행기를 타면 안 된다는 정신건강 전문의의 권유에 따라 한동안 회사를 쉬다가 최근에야 복직을 한 상황이었습니다. 복직하고 나서도 꾸준히 진정제를 복용했고 최대한 출장을 피했지만, 어쩌다가 비행기를 타야 하는 경우에는 수면제를 처방받기도 했습니다. 하지만 공황장애를 치료하지 않으면 업무를 수행할 수 없다고 판단하고 정신건강의학과 전문의의 치료를 받으면서 제 진료실을 찾아왔습니다. 진정제와 수면제 없이 비행기를 타고 출장을 가는 것이 소원이었기 때문입니다.

이 밖에도 10년 전에 큰 수술을 받은 후 입원실로 이동하던 중 갑자기 숨을 못 쉬게 되었던 경험 때문에 몇 년째 진정제를 먹고 있는 30대 여성, 버스나 지하철을 타고 출근하다가 공황발작이 일어났던 경험 때문에 출근길이 두려운 40대 여성, 직장에서 받는 스트레스 때문에 퇴근길에도 숨을 잘 못 쉬겠다는 30대 여성 등 진정제를 복용하지 않으면 외출을 할 수 없어서 진료실을 찾아오는 3040 여성이 많아지고 있습니다. 그들은 일상생활을 유지하기 위해 진정제와 항우울제를 오랫동안 복용했지만, 이제는 그런 약들을 끊기 위해 찾아온 것이지요.

마흔, 내가 흔들리는 시간

공황장애 환자는 최근에 들어 급증하고 있습니다. 2023년 국민건강보험공단 발표에 따르면 공황장애 환자는 2017년과 비교해 2021년에 44.5퍼센트나 증가했다고 합니다. 연령별로는 40대가 23.4퍼센트, 50대가 19.2퍼센트, 30대가 18.3퍼센트를 차지했습니다. 사실 공황장애는 초기 성인기에 많이 발병하는 것으로 알려진 정신질환입니다. 그런데 한국에서 한창 경제활동으로 바쁜 30~50대, 특히 40대에게서 공황장애가 많이 발병한다는 사실은 무엇을 의미할까요?

40대가 전체 공황장애 환자의 4분의 1을 차지한다는 것은 제가 진료실에서도 체감하는 현실입니다. 40대는 자녀의 교육 문제로 한창 걱정할 나이, 직장에서 젊은 세대들 때문에 위기감을 느끼는 나이, 제대로 이뤄놓은 것 없이 나이만 들어 갱년기가 코앞이라며 후회하는 나이입니다. 2015년 현대경제연구원이 발표한 〈경제적 행복 추이〉 보고서에 따르면 한국에서 가장 불행한 사람은 '40대의 대졸 자영업 이혼남'이었을 정도입니다. 삶의 무게는 점점 더 가중되는데 행복감은 줄어들고 건강에는 적신호가 켜지는 40대의 불안한 상황을 그대로 보여준 통계입니다. 공황장애는 이러한 자신에 대한 불안감이 심리적 기저에 깔려 있다가 갑작스럽고 극도로 심하게 나타나는 증상입니다.

실제로 진료실에서 만난 공황장애 환자들은 직업적인 스트레스가 심한 경우, 성격상 받아들이기 힘든 을의 입장을 업무상 어쩔 수 없이 지속하면서 울화가 쌓인 경우, 가정불화로 인한 별거 또는 이혼 과정에서 스트레스를 심하게 받은 경우, 경제적 상황이 악화되고 부담이 심해지면서 생긴 압박감이 원인인 경우도 있었습니다. 초기 성인기에 공황장애가 발병했는데, 치료 시기를 놓쳤다가 이미 악화된 후인 40대에 치료를 시작하거나, 꾸준히 치료를 받지 않아 만성화하거나 재발하는 경우가 많다 보니 40대 공황장애 환자의 비율이 높은 것도 있습니다만 어떤 이유로든 자기 몸을 제대로 돌보지 못하고 있는 것은 마찬가지인 것 같습니다.

지금은 인생 후반을 위한 준비를 가다듬을 때

공황장애가 발생했다는 것은 몸과 마음에 과부하가 걸렸다는 뜻입니다. 지속적인 스트레스, 압박감, 긴장, 울화, 번아웃burnout, 부담감 등 때문에 교감신경이 만성적으로 항진되고 공황발작이나 공황장애를 일으킵니다. 이때 치료하기 위해 온 힘을 다해 노력하는 것도 중요하지만 공황장애가 발생하게 된 심리적 원인을 찾아서 제거해야만 치료는 물론이고 재발도 방지할 수 있습니다. 음주를 절제하지 못하거나 스트레스를 참고 쌓아두는 습관이 있다면 이 또한 바로잡아야 합니다. 40대는 습관을 고치기 어려운 나이이지만, 노년기에 발생하는 각종 만성질환이 나타나기 시작하는 시기인 만큼 다른 질병을 예방하기 위해서라도 생활습관 전반을 점검해야 합니다.

신경활동을 진정시키는 감마아미노뷰티르산^{gamma-}aminobutyric acid, GABA이라는 신경전달물질 수용체를 들어봤을 것입니다. GABA는 뇌의 대사를 촉진해 집중력 강화와 기억력 증진에 도움을 주며, 불안, 우울, 분노 등의 스트레스 신호가 뇌에 전달되지 않게 합니다. 교감신경이 항진되고 뇌 각성상태가 지속되어 수면의 질이 떨어지는 증상이 있을 때, GABA가 함유된 음식을 먹으면 활기와 활력이 증가하고 긴장과 불안이 안정되어 수면의 질이 좋아집니다. GABA는 쌀눈이 살아 있는 현미, 된장, 김치, 감자, 가지, 호박 등에 많이 들어 있습니다.

한의학에서는 정신건강의학과처럼 직접 완화 효과가 나타나는 약물을 처방하지는 못하지만, 오랫동안 약을 먹으면서 약화된 면역력을 근본적으로 회복할 수 있도록 도와줍니다. 다시 말해 자율신경계의 균형을 회복하는 것입니다. 자율신경계 회복을 돕는 한약과 약침으로 교감신경을 안정시켜 긴장, 흥분, 불안을 가라앉히면, 이유 없이 심장이 두근거리고 호흡이 빨라지며 땀이 나는 교감신경 항진 증상들이 완화됩니다. 또한 부교감신경을 활성화하는 치료를 통해 평안한 마음을 유지하고 여러 증상의 재발을 방지하도록 돕습니다. 그러면 치료 효과가 계속 유지되어 진정제를 복용하

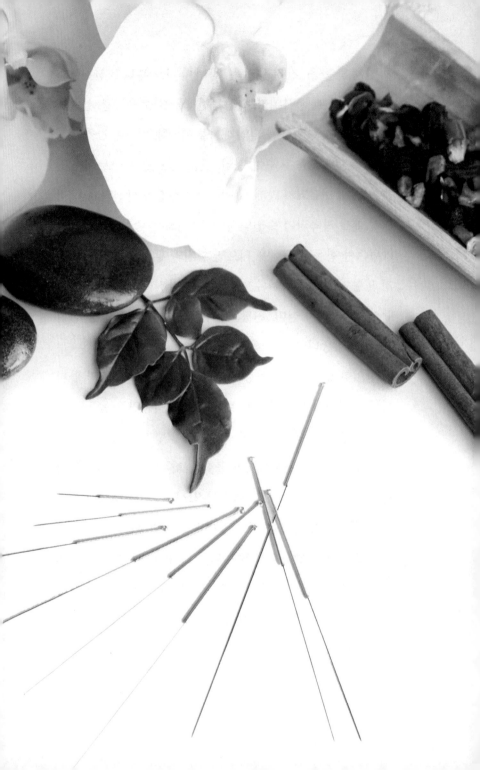

지 않아도 스스로 자율신경계 균형을 잘 이뤄 대중교통을 이용하거나 비행기를 타거나 좁은 장소에 가도 증상이 재발하지 않고 평안하게 일상생활을 할 수 있습니다. 실제로 앞에서도 소개한 30대 여성 H도 강력한 회복 의지로 습관을 바로잡았고, 한약 복용과 약침 치료를 병행한 결과 6개월 만에 진정제 없이 출장을 다니게 되었습니다.

공자는 《논어論語》〈위정爲政〉 편에서 마흔이 되니 미혹되지 않았다고 했습니다. 그래서 마흔을 불혹不惑이라고도 합니다. 하지만 100세 시대인 지금의 40대를 당시의 관점에 따라 완성된 나이로 보아서는 안 됩니다. 지금의 마흔에는 모든 것을 이룰 수 없으며, 인생의 절반에도 미처 도달하지 못한 시점에서 남은 인생이 어떻게 흘러갈지 알 수 없는 것이 당연합니다. 몸도 마음도 예전 같지 않고 환경도 달라진 지금, 불확실한 미래에 마음을 쓰기보다 어떤 일이 생겨도 단단하게 대처할 수 있도록 자기 자신을 가다듬고 인생 후반을 나답게 살 수 있도록 이끌어줄 건강한 몸을 만드는 것이 중요합니다.

겨울, 매서운 한파에도 면역력을 유지하려면

팬데믹 이후에도 기관지염, 만성기침, 독감 등 다양한 호흡기질환이 광범위하게 발생하고 있습니다. 질병관리청에 따르면 2023년 연말에는 독감으로 의심되는 환자의 수가 최근 5년 동안의 데이터와 비교해 최고치에 이르렀으며 약국에 감기약 품귀현상까지 일어났을 정도입니다. 매서운 찬바람이 불고 공기가 건조해지는 겨울이야말로 호흡기질환 감염에 취약해지기 쉽습니다. 특히 겨울의 건조한 공기는 코와 기관지의 점막을 마르게 해 바이러스나 먼지 등에 대한 저항력을 떨어뜨리기 때문에 어느 때보다 겨울에 면역력을 잘 관리해야 합니다.

이번에는 추운 겨울에 차가운 몸을 데우고 면역력을 키울 제철 밥상 먹거리를 소개합니다. 잘 챙겨 먹는 것만큼 면역력을 강화하는 데 기본이 되는 습관은 없습니다. 지금부터 소개할 겨울밥상 재료들이 한 해를 잘 마무리하고 다음 해를 시작하는 원동력을 얻는

데 힘이 될 것입니다.

버릴 것 하나 없는 생선, 대구

대구는 죽은 줄 알고 두드리면 다시 살아난다고 할 정도로 생명력
이 강하다고 합니다. 실제로 《동의보감》에서 "대구는 누구나 먹을
수 있을 정도로 성질이 평하고 맛이 짜며 독이 없다. 먹으면 기운을
보한다"라고 할 정도로 예로부터 몸이 허약한 사람들의 보양 재료
로 사랑받아왔습니다. 대구는 지방 함량이 적어서 맛이 담백하고,
100그램당 열량이 76킬로칼로리밖에 안 되는 저칼로리 식품입니
다. 게다가 글리신glycine, 글루탐산glutamic acid, 이노신산inosinic acid
이 풍부해 숙취를 잘 해소하고 간을 보호하며 피를 맑게 해줍니다.

　대구의 간은 50퍼센트가량 기름으로 되어 있으며 이 기름을 간
유肝油라고 합니다. 이 간유에는 비타민 A와 D가 풍부해서 야맹증
이나 구루병에 좋습니다. 오메가지방산omega fatty acid도 풍부해서
통풍이나 만성류머티즘관절염 등 염증과 통증을 완화하는 데 도움
이 됩니다. 대구의 눈알 역시 영양가가 높고 맛도 일품이어서 고급
요리에 사용됩니다. 또 알은 대구알젓으로 만들기 때문에 대구는
버릴 것이 하나도 없는 생선입니다.

　성질이 따뜻한 대구는 역시 성질이 따뜻한 마늘, 생강과 궁합이

잘 맞습니다. 특히 마늘과 생강은 대구의 비린내를 없애는 데도 도움이 됩니다.

명태는 최고의 해독제

보관하고 가공하는 방식에 따라 생태, 동태, 황태, 북어, 코다리 등으로 불리는 명태는 12월부터 다음 해 4월까지가 산란기여서 겨울이 제철입니다. 알이 꽉 찬 겨울 명태는 찌개나 국으로 끓여 먹으면 시원하고 담백한 맛도 그만이지만 겨울철 단백질 공급원의 역할을 톡톡히 해냅니다.

명태의 최고 효능은 해독작용입니다. 명태는 체내에 축적된 약품, 농약, 연탄가스, 술 등으로 생성된 여러 가지 독성을 없애고 소변이 잘 나오게 하는 데 효과가 있습니다. 명태는 열이 많이 나는 질환에도 좋습니다. 감기 몸살이나 다른 감염으로 인한 급성질환이 발생해서 식욕도 떨어지고 소화도 잘되지 않을 때 뜨거운 명태국을 먹으면 땀이 나면서 빨리 회복할 수 있습니다. 뜨거운 물에 명태를 넣고 국물이 뽀얗게 우러날 때까지 끓인 다음 국물만 냉장고에 따로 넣어두고 음료수처럼 마시면, 알레르기 체질을 개선하고 관련 질병과 통증을 가라앉히는 효과도 있습니다.

겨울 내내 겨울바람을 맞으며 얼었다 녹았다를 반복해 말린 황태에는 명태에 비해 단백질이 두 배나 많이 들어 있습니다. 단백질이 전체 성분의 56퍼센트를 차지할 정도입니다. 또한 아미노산이 굉장히 풍부해서 간기능을 향상시키는 효과가 뛰어납니다. 명태를 빳빳하게 말린 북어 역시 숙취 해소에 좋습니다. 북어의 알라닌alanine, 아스파르트산aspartic acid, 글리신 등의 아미노산이, 분해되지 않고 간에 축적된 알코올의 산물인 아세트알데히드acetaldehyde를 해독하기 때문입니다. 피로회복을 돕는 베타인betaine과 타우린taurine 도 많습니다. 달걀은 북어에 들어 있는 단백질의 흡수율을 높여줍니다. 그래서 북엇국을 끓일 때 달걀을 넣는 것이 시각적으로도 영양학적으로도 더욱 훌륭합니다.

겨울이 제철인 바다의 우유, 굴

굴은 겨울에 가장 맛있습니다. 5~8월은 굴의 산란기이지만 수분이 많고 베네루핀venerupin이라는 독성분이 있기 때문에 식중독을 일으킬 수 있습니다. 하지만 굴이 소화가 잘되는 음식인 것은 분명해 어린이나 노약자도 부담 없이 먹을 수 있습니다. 환자의 체력 회복에도 좋으며 '바다의 우유'라는 별명답게 완전식품으로 알려져 있습니다. 단백질 함량은 우유보다 많고 각종 비타민, 철분, 아이오딘iodine, 칼슘, 망간 등의 무기질이 풍부하며 이런 영양분의 흡수율도 높습니다. 그래서 굴을 먹으면 겨울철에 부족하기 쉬운 비타민과 미네랄을 충분히 보충할 수 있습니다.

굴은 예로부터 최고의 천연정력제로 주목을 받아왔는데요. 글리코겐glycogen과 아연 성분이 남성의 에너지를 채우고 남성호르몬을 활성화하기 때문입니다. 그리고 멜라닌melanin 색소를 분해하는 성분과 비타민A가 풍부해서 살결을 희고 곱게 만들어주기 때문에 피부 미용에도 좋습니다.

굴을 씻을 때는 차가운 물에 소금을 약간 풀어서 살짝 흔든 뒤 껍질과 잡티를 골라내고 가볍게 두세 번 헹궈서 체에 받쳐야 합니다. 만약 맹물에 굴을 씻으면 살이 풀어지고 단맛이 빠져나가며 수용성 영양분도 손실됩니다. 생굴은 씻지 않은 상태로 냉장실에 보관하되 5일이 지나기 전에 먹어야 하고, 먹기 전에 반드시 소금물로 헹궈야 합니다. 굴에 레몬즙을 뿌리면 레몬의 구연산이 식중독을 일으키는 세균의 번식을 억제하며 철분 흡수율도 높아집니다.

초봄의 생명력을 가진 시금치

시금치는 사계절 접할 수 있는 채소지만 내한성耐寒性이 강해 서늘한 기후에서 잘 자랍니다. 우리나라에서는 겨울이 막 지난 이른 봄에 가장 신선한 맛을 느낄 수 있습니다. 재래종 시금치는 '포항초'

라고도 부르는데 뿌리 쪽이 붉고 잎이 뾰족합니다. 이 시금치는 잎이 크고 검푸른 서양종보다 맛과 영양 면에서 뛰어납니다.

시금치는 '임금님 채소'로 불릴 만큼 비타민과 미네랄이 풍부하며 미국《타임》에서 선정한 세계 10대 슈퍼푸드 중 하나입니다. 시금치에는 우리 몸에 필요한 비타민 A, B₁, B₂, C, 섬유질, 아이오딘, 무기질, 베타카로틴이 많이 들어 있고 단맛도 강합니다. 한의학에서는 시금치가 위장의 열을 내리고 술독을 제거하며 건조한 피부에 윤기를 살려준다고 봅니다. 또 배변할 때 피가 나오거나 변비가 있을 때 먹으면 지혈작용과 통변작용을 동시에 해결해준다고 보았습니다.

엽산이 폐암, 위암에 효과적이라는 연구 결과도 있는데, 시금치를 통해 엽산을 섭취할 수 있습니다. 시금치 줄기보다 잎사귀에 많이 들어 있는 비타민A는 눈의 건강과 직결되는 성분입니다. 또한 시금치를 많이 먹으면 먹을수록 혈액 성분의 근원인 엽록소가 풍부해져서 피가 맑아집니다.

마지막으로 시금치에는 항산화물질이 있어서 뇌 신경세포의 퇴화와 노화를 효과적으로 예방합니다. 이는 시금치의 항산화 성분이 건강에 해로운 유해산소의 생성을 억제하기 때문입니다. 또한 시금치 뿌리에는 구리와 망간이 들어 있어 인체에 유독한 요산을 분리하고 배설하는 작용을 하는 물질들입니다.

모래밭의 산삼, 우엉

뿌리채소의 대표주자인 우엉은 열량이 낮고 식이섬유가 풍부하며 몸속의 지방과 콜레스테롤을 분해하기 때문에 다이어트와 몸속의 열을 내리는 데 좋습니다. 그러나 우엉은 성질이 차기 때문에 몸이 찬 사람은 장기간 먹지 않도록 주의해야 합니다.

우엉은 신장에도 좋습니다. 이눌린inulin과 섬유질이 풍부해서 노폐물을 제거하고 이뇨작용에 도움을 주기 때문입니다. 우엉 껍질에는 폴리페놀, 레스베라트롤resveratrol 성분도 들어 있는데, 혈액을 맑게 하고 콜레스테롤 수치를 낮춰서 혈관을 젊어지게 합니다.

특히 우엉은 사포닌 성분도 풍부해 모래밭의 산삼이라 불릴 정도로 항암 효과가 뛰어나며 면역력 강화에 좋습니다. 우엉에 풍부하게 함유된 필수아미노산은 성호르몬 분비를 촉진하고 혈액순환을 원활하게 합니다. 여성의 경우 월경통을 완화하고 호르몬 분비 개선에 도움이 됩니다. 단 평소 혈압이 낮은 사람이나 변이 묽은 사람은 주의해서 먹어야 합니다.

우엉은 돼지고기와 궁합이 좋습니다. 그래서 돼지고기를 요리할 때 우엉을 넣으면 고기의 누린내를 잡아주기 때문에 더 맛있게 먹을 수 있습니다.

예로부터 호흡기질환의 대표 약재, 더덕

마지막으로 더덕은 호흡기질환의 약재로 많이 사용하는데, 인삼처럼 약효가 뛰어나다고 해서 한약재로는 '사삼^{沙蔘}'이라고 부릅니다. 인삼처럼 사포닌이 풍부해 폐를 부드럽게 해주고 기침을 멎게 하며 가래를 삭이는 효과가 있어 기관지염이나 천식을 앓고 있는 사람에게 좋습니다. 기침을 오래 하면서도 몸에 열이 있거나 인삼이 맞지 않는 사람에게는 인삼 대신 더덕을 약으로 사용합니다.

사포닌이 풍부한 식품의 특성상 쌉싸름한 맛이 강해 즐기지 못하는 사람이 많은데, 껍질을 까고 얇게 썰어서 열탕소독한 밀폐용기에 꿀과 1 대 1 비율이 되도록 넣은 다음 100일 동안 상온에서 발효시키면 청으로 만들어 누구나 쉽게 더덕의 효능을 볼 수 있습니다. 이 더덕청을 우유와 갈아 마시거나 차로 마셔도 좋습니다. 더덕은 쉽게 피로하고 자꾸 졸릴 때 훌륭한 강장식품이 되기도 합니다. 다만 더덕은 약간 찬 성질이 있기 때문에 몸이 찬 사람이 너무 많이 먹으면 소화장애를 일으킬 수 있습니다.

더덕은 고추장과 궁합이 잘 맞습니다. 고추장을 더덕에 바르면 더덕의 쓴맛이 없어지고, 더덕의 찬 성질을 중화해줍니다. 겨울철 오랜 기침이나 만성 기관지염이 있을 때, 더덕을 구워먹거나 더덕청으로 건강을 지키길 바랍니다.

마흔, 달라진 몸을 되돌릴 때

초판 발행 · 2024년 4월 30일

지은이 · 정이안
발행인 · 이종원
발행처 · (주)도서출판 길벗
브랜드 · 더퀘스트
출판사 등록일 · 1990년 12월 24일
주소 · 서울시 마포구 월드컵로 10길 56(서교동)
대표전화 · 02)332-0931 | **팩스** · 02)323-0586
홈페이지 · www.gilbut.co.kr | **이메일** · gilbut@gilbut.co.kr
대량구매 및 납품 문의 · 02) 330-9708

기획 및 책임편집 · 안아람(an_an3165@gilbut.co.kr) | **편집** · 박윤조, 이민주 | **제작** · 이준호, 손일순, 이진혁
마케팅 · 정경원, 김진영, 김선영, 최명주, 이지현, 류효정 | **유통혁신팀** · 한준희 | **영업관리** · 김명자, 심선숙 | **독자지원** · 윤정아

디자인 · 박상희 | **교정교열 및 전산편집** · 상상벼리 | **인쇄 및 제본** · 예림인쇄

ISBN 979-11-407-0924-3 03510
(길벗 도서번호 040265)

정가 17,000원

독자의 1초까지 아껴주는 정성 길벗출판사

(주)도서출판 길벗 | IT교육서, IT단행본, 경제경영서, 어학&실용서, 인문교양서, 자녀교육서 www.gilbut.co.kr
길벗스쿨 | 국어학습, 수학학습, 어린이교양, 주니어 어학학습, 학습단행본 www.gilbutschool.co.kr

페이스북 www.facebook.com/thequestzigy
네이버 포스트 post.naver.com/thequestbook